Acompañar el cáncer

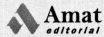

Amat Editorial, sello editorial especializado en la publicación de temas que ayudan a que tu vida sea cada día mejor. Con más de 400 títulos en catálogo, ofrece respuestas y soluciones en las temáticas:

- Educación y familia.
- Alimentación y nutrición.
- Salud y bienestar.
- Desarrollo y superación personal.
- Amor y pareja.
- Deporte, fitness y tiempo libre.
- Mente, cuerpo y espíritu.

E-books:

Todos los títulos disponibles en formato digital están en todas las plataformas del mundo de distribución de e-books.

Manténgase informado:

Únase al grupo de personas interesadas en recibir, de forma totalmente gratuita, información periódica, newsletters de nuestras publicaciones y novedades a través del QR:

Dónde seguirnos:

 | @amateditorial

 | Amat Editorial

Nuestro servicio de atención al cliente:

Teléfono: **+34 934 109 793**

E-mail: **info@profiteditorial.com**

Míriam Algueró Josa

Acompañar
el cáncer

Guía para cuidar a tu ser querido durante su enfermedad

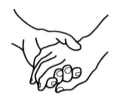

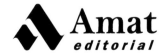

© Míriam Algueró Josa, 2021
© Profit Editorial I., S.L., 2021
Amat Editorial es un sello editorial de Profit Editorial I., S.L.
Travessera de Gràcia, 18-20, 6º 2ª. 08021 Barcelona

Diseño de cubierta y maquetación: XicArt

ISBN: 978-84-9735-516-2
Depósito Legal: B 12119-2021
Primera edición: Septiembre de 2021
Segunda edición: Noviembre de 2021

Impresión: Gráficas Rey
Impreso en España — *Printed in Spain*

❖ ÍNDICE ❖

PRÓLOGO

La invitación a escribir el prólogo de este libro me brinda la oportunidad de poder compartir ciertas reflexiones suscitadas, primero, por el propio título y subtítulo del libro y, segundo, por su contenido. Un libro pensado y dedicado al cuidador del paciente oncológico me parece un gran acierto y, de hecho, constituye una gran noticia. Por fin, alguien se ha acordado de una de las piezas más importantes en el cuidado del paciente: el cuidador. El contenido del libro constituye otra novedad: se trata de un manual para ayudar al cuidador en una labor para la que no está preparado pero que le ha tocado vivir.

Nos encontramos ante un libro muy personal que narra y describe los distintos encuentros de la autora con el cáncer en varios miembros de su familia y cómo los vivió. Esta dura y dolorosa experiencia ha provocado, como bien explica en su introducción, que nazca su deseo de narrar su historia, todo su aprendizaje, y compartir todas las emociones, experiencias y situaciones que vivió durante el cuidado de sus seres queridos. Unas situaciones para las que no estaba preparada y que nadie le había enseñado. Así pues, con este libro quiere ayudar a otras personas que se encuentren precisamente en la situación de tener que cuidar a un familiar con cáncer, con toda la carga psíquica y emocional acentuada que provoca el desconocimiento y la incertidumbre.

El libro pretende ser una luz, un faro, una guía para el cuidador; para aquella persona que tenga que acompañar, ayudar y aconsejar al paciente. Por una parte, el manual es una herramienta útil que facilita la conducta y la toma de decisiones que surgen a lo largo de la enfermedad y, por otra, ofrece una gran ayuda para aprender a gestionar tanto el cansancio y desgaste físico como el emocional al que estará sometido el cuidador.

Existen muchos libros dedicados al paciente oncológico, con experiencias de casos reales, pero posiblemente ninguno dedicado al cuidador, esta persona generosa, empática y vital que siempre está atenta a las necesidades del paciente. De hecho, su función es tan vital que si el cuidador enferma, toda la cadena de apoyo al paciente se desmorona. Él o ella son quizá la pieza más importante a la hora de cuidar al paciente y, sin embargo, es una figura prácticamente ignorada. El cuidador no puede enfermar, pero por desgracia el desgaste físico, unido al desgaste emocional de ver sufrir a tu ser querido, pasa muchas veces factura, por lo que el cuidador se colapsa y enferma.

El libro relata de una manera emotiva, personal y sencilla todo el aprendizaje que vivió la autora al convertirse en la cuidadora de su madre, cómo gestionó los diversos aspectos, necesidades y exigencias de la enfermedad, y qué consejos da al futuro (o presente) cuidador.

El libro está dividido en varios capítulos que, básicamente, cubren todas aquellas facetas importantes y necesarias que debe conocer el cuidador para mejorar la calidad de vida del paciente. Es decir, qué hacer y cómo hacerlo, y qué no hacer, desde mejorar los hábitos cotidianos, al uso de todos los recursos terapéuticos que ofrece la oncología integrativa. Hay un capítulo dedicado a la nutrición y a los alimentos, para saber qué se puede comer y qué mejor que no. En este apartado, la autora describe con claridad las distintas dietas utilizadas en oncología, y detalla sus ventajas y desventajas. A la vez, acompaña el capítulo con recetas sencillas pero saludables pensadas para el paciente oncológico. Otro capítulo muy importante es el que nos enseña cómo gestionar las emociones y a saber valorar si es necesario (que casi siempre lo es) buscar la ayuda de un psiconcólogo. También habla del dolor, de problemas de sueño, y de la importancia del ejercicio. Sus dos últimos capítulos están dedicados uno a cómo debe de cuidarse un cuidador (algo importantísimo) y el otro a aquello que nadie querría vivir, aquello que nos negamos muchas veces a aceptar, y que no es otra cosa que a cómo acompañar a un ser querido en sus últimos días, cuando han fracasado ya todos los tratamientos. Aquí se describen una serie de acciones para que todo discurra desde la paz interior y la dignidad.

Como ya he dicho, este libro tiene la gran virtud de estar dedicado al cuidador del paciente oncológico, esta persona que, en su discreción, ama, ayuda, aconseja, protege y, en definitiva, cuida a su ser querido a lo largo de la enfermedad. Una figura esencial, vital para un buen cuidado de dicho paciente. El mensaje del libro se podría resumir en un «Cuida al Cuidador» y para que esto ocurra, el libro aporta consejos, soluciones y estrategias que le ayuden no solo a ejercer su trabajo sino también a que se reduzca al máximo todo el desgaste físico y emocional que este comporta.

Dr. Pere Gascón

Exjefe del Servicio de Oncología Médica del
Hospital Clínico de Barcelona
Exjefe de Servicio de Hematología-Oncología del
Hospital Universitario de la Rutgers University
de Nueva Jersey (EE. UU.)

*A mis padres, por todo
lo que me enseñaron
desde el primero de mis días
hasta el último de los suyos.*

INTRODUCCIÓN

Cuando a mi padre le diagnosticaron cáncer en mayo de 2007, tuve un *shock*. A pesar de que mi tía, su hermana, había fallecido a causa de un cáncer de mama, yo seguía pensando que esto del cáncer no nos afectaría. Según me había dicho mi ginecóloga, el cáncer de mama se hereda por línea materna: de mujer a mujer. Una prima de mi tía, prima suya por parte de madre, había tenido cáncer de mama y pensamos que por ahí venía el bicho. En la familia de mi madre no había ningún caso de cáncer y me creía intocable: intocable yo, intocables mis padres e intocables mis hermanas. ¡Qué equivocada estaba!

En mayo de 2007 mi padre acudió a una clínica a hacerse una biopsia de un bultito que tenía en la axila. Pero no se la hicieron, directamente le sacaron un tumor del tamaño de una naranja. Era un cáncer linfático. Cuando el cirujano vino a vernos y nos lo dijo, sentí como si me arrancaran la piel a tiras. Me dolía horrores de la cabeza a los pies. Y sentía como si cada uno de mis cabellos fuera una aguja clavada en mi cabeza. Me temía lo peor.

Mi padre siguió los tratamientos médicos que pautó su oncólogo y en noviembre nos dieron la buena noticia: estaba libre de enfermedad. Lo celebramos con una comida familiar en su restaurante favorito.

Al cabo de pocos días de esta gran noticia nació mi primer sobrino, el hijo de mi hermana mayor. Todo era alegría. La vida nos sonreía de nuevo. El cáncer de mi padre era una mala gripe que había que pasar, y la habíamos superado. Él no recuperó el peso perdido, pero se sentía bien y con energía.

En mayo de 2008, un sábado mientras comíamos, sufrió algo que parecía un ictus. Se lo llevaron al hospital en ambulancia y el diagnóstico nos sorprendió a todos: el cáncer linfático había vuelto y con metástasis en las meninges, la membrana que envuelve el cerebro. No me lo podía creer. Yo estaba embarazada de mi primera hija. Iba a traer vida al mundo. Mi padre no se podía morir.

Volvió a hacer tratamiento, pero nos avisaron de que en esta ocasión el cáncer no era como la primera vez. Superarlo no sería tan sencillo.

Buscamos qué más podríamos hacer nosotros y qué más podría hacer mi padre para recuperar la salud. No encontramos mucho, quizá porque no sabíamos dónde buscar. Recuerdo una tarde, en casa de mis padres, cuando llegó mi madre y nos dijo: «Hijas, que sepáis que comemos fatal: ¡no podemos comer lácteos de vaca, ni embutido, ni carne, ni magdalenas!». Volvía de una consulta con un nutricionista especializado en alimentación durante el cáncer. «Anda ya —le contestamos—, si tú siempre nos has cuidado muy bien». Y así seguimos, con nuestra alimentación *saludable*.

Al poco de comenzar los tratamientos, mi padre empezó a perder peso. Perdió el apetito, le costaba comer, cada vez se sentía más cansado, y nosotras, impotentes, no sabíamos qué hacer. Cada vez que iba a verlo estaba más flaquito. Hasta que el 13 de septiembre de 2008 me llamaron para decirme que había fallecido.

Una vez hecho el duelo, la vida siguió y parecía que todo iba bien. Nació mi hija; luego, mi primera sobrina, hija de mi hermana pequeña; después, mi segunda sobrina, hija de mi hermana mayor, y al cabo de un año, mi segunda hija. Se diría que la vida nos había devuelto la sonrisa. Entre tanto lloro, tantas papillas, tantos pañales y tanto amor el dolor por la pérdida de mi padre parecía amortiguado.

Entonces mi madre empezó a hacer cosas raras. Metía la leche en el armario y las galletas en la nevera. Te decía cosas como «Coge el sombrero, que va a llover» mientras te daba un paraguas. Decidimos llevarla al médico. El 9 de marzo de 2012 le diagnosticaron un glioblastoma multiforme en estadio IV. Es el tipo de tumor cerebral más agresivo, y se hallaba en un estadio muy avanzando. Nos dijeron que le quedaban dos meses de vida.

«Ah, no, eso sí que no —pensamos las tres hermanas—. Se acaba de morir papá, ahora no se puede morir mamá». Por su ubicación, el tumor era inoperable, estaba en la base del cerebro. El tratamiento que nos proponían era quimioterapia en pastillas y radioterapia. Nos informaron de que el tratamiento le causaría pérdida de visión, de movilidad y de control de esfínteres, y que le alargaría la esperanza de vida un máximo de dieciocho meses. Es decir, tendríamos quince meses más de madre, pero sentada en una silla de ruedas, ciega y con pañal.

Le explicamos a mi madre la opción terapéutica que proponían en el hospital y nos dijo que no quería someterse a ningún tratamiento médico. Nuestro padre había muerto de un cáncer linfático con metástasis en el cerebro; nuestra tía paterna, de un cáncer de mama que también había hecho metástasis en el cerebro; y la mujer de su tío, de un tumor cerebral. Ella había visto cómo habían sufrido y nos dijo que no quería pasar por lo mismo. Nosotras lo tuvimos claro: su vida era suya y su cuerpo también. No la podíamos obligar a pasar por todo ese sufrimiento sin su consentimiento.

Le preguntamos si nos dejaba que buscásemos alternativas y nos dijo que sí. La llevamos a lo que yo he bautizado como un picoteo terapéutico: fuimos a visitar a una oncóloga integrativa, a una kinesióloga, a una nutricionista especializada en alimentación y cáncer, a una psicooncóloga, a un supuesto doctor (luego resultó ser terapeuta) que nos dijo: «El tumor de vuestra madre me lo fundo en un mes y medio», y a un acupuntor; la llevamos a hacer yoga y meditación; la animamos a escribir un diario de su vida; la acompañamos a otro supuesto doctor que pretendía que le extirparan todas las muelas en las que tenía amalgamas (no lo hicimos); la llevamos a hacer hidroterapia de colon; la sacábamos a pasear para que caminara todos los días; le dimos todo tipo de suplementos nutricionales; le hicimos lavativas de café; le dimos baños de agua con sal; y al final, dos semanas antes de que falleciera, vino una terapeuta a casa a hacerle reiki.

Nada de lo que hicimos curó a nuestra madre, pero todo lo que hicimos contribuyó a mejorar su calidad de vida. Falleció el 4 de agosto en casa, rodeada de sus hijas, sin necesitar morfina ni ningún otro tipo de calmante. Murió tranquila, murió en paz.

Al cabo de unos meses de su partida, sentí que mi vida centrifugaba. Necesitaba un parón y decidí dejar mi trabajo muy bien remunerado en una multinacional para fundar la Asociación de Oncología Integrativa, una entidad que difunde las terapias complementarias que han demostrado mejorar la calidad de vida de los pacientes con cáncer. Información rigurosa y contrastada científicamente. El tipo de asociación contra el cáncer que me hubiera gustado que existiera cuando mi madre estaba enferma: una entidad que informa de hasta dónde llegan las terapias complementarias y cuáles pueden reportar beneficios —y de qué tipo— a cada paciente en función de su tipo de cáncer y de su estado de salud.

De esto ya han pasado ocho años. Ocho años en los que me he formado en nutrición y durante los cuales prácticamente todos los libros que he leído están relacionados con el cáncer. Ocho años en los que he conocido a los mejores especialistas en medicina integrativa y en oncología integrativa de nuestro país. Ocho años en los que he acudido a varios congresos de dichas disciplinas.

Y de todos mis aprendizajes nace este libro: la primera guía para cuidadores de pacientes oncológicos con toda la información que necesitas para acompañar y cuidar a tu ser querido durante la enfermedad. También va dirigido a todas las personas que padecen cáncer, que en muchas ocasiones son enfermos y cuidadores a la vez. No me olvido de ellos, ya que su labor es aún más encomiable y ardua, si cabe.

Si en algún momento de la lectura o durante tu tratamiento o el de tu ser querido te surge una duda, escríbeme un *e-mail* a: **miriam@oncologiaintegrativa.org**.

Te responderé encantada.

1

DIAGNÓSTICO: CÁNCER

QUÉ SE PUEDE HACER DESDE EL MOMENTO DEL DIAGNÓSTICO HASTA QUE EMPIEZAN LOS TRATAMIENTOS MÉDICOS

Si tienes este libro en las manos es porque el cáncer ha entrado en tu vida. Es un golpe duro y nos parece que, de repente, hemos perdido el control. Pero nada más lejos de la realidad: hay cosas que podemos hacer ante un diagnóstico de cáncer para mejorar la calidad de vida de nuestro ser querido y lograr que los tratamientos médicos sean más eficaces.

Se tiende a pensar que el cáncer es una enfermedad que solo afecta al paciente diagnosticado, pero la verdad es que afecta al paciente y a todos sus seres queridos. Algunos expresarán más su preocupación que otros. Puede que algunos incluso desaparezcan del mapa porque el tema les supera. No te enfades con ellos, no sirve de nada. Cógete de la mano de las personas de tu entorno que sí pueden gestionar la situación y que se acercan para brindarte ayuda. Porque necesitarás ayuda. Involucrar a más personas con vosotros (el paciente y tú), personas que os ayuden, que os ofrezcan su apoyo y su cariño, hará que todo el proceso sea más llevadero.

Antes de seguir quiero explicarte qué es el cáncer. Siempre he pensado que si no entendemos un problema no podremos solucionarlo. Cuando hablamos de cáncer estamos refiriéndonos a más de doscientas enfermedades distintas. Cada cáncer se diferencia por el tipo de tumor, su ubicación, la agresividad de sus células y las probabilidades que tiene de producir metástasis. Todos los tipos de cáncer surgen igual: las células, en lugar de morir, crecen y se reproducen sin freno hasta formar un tumor. Pero no se comporta de la misma forma un cáncer de hígado que un sarcoma, y tampoco son iguales un linfoma de Hodgkin que un linfoma no Hodgkin. Además, cada cáncer es un mundo, y el mismo tumor en dos personas diferentes no tiene por qué responder de la misma forma, ni dos personas del mismo sexo, de la misma edad y con el mismo tipo de tumor responden igual al mismo tratamiento.

Estas son las características generales del cáncer. Son crudas, suenan mal y pueden resultar muy difíciles de entender para cualquier persona que haya sido diagnosticada de esta enfermedad. Pero sigue leyendo, que tengo información positiva sobre el cáncer.

¿POR QUÉ ALGUNAS PERSONAS TIENEN CÁNCER Y OTRAS NO?

Antiguamente se pensaba que el cáncer era una lotería genética. Tus padres, tus tíos o tus abuelos habían tenido cáncer y tú estabas condenado a tenerlo también. Incluso si no había antecedentes en la familia se solía pensar que alguien había tenido cáncer, pero se había ocultado y tú habías heredado esa predisposición genética.

No obstante, desde que se secuenció el ADN, es decir, desde que se entendió cómo funcionan el ADN y nuestra genética, numerosos estudios han demostrado que solo entre un 5 y un 15 % de los diagnósticos de cáncer se deben a causas genéticas; el resto de los casos, el 85 %, están relacionados con hábitos de vida no saludables.[1, 2]

Un ejemplo de cáncer genético sería el de las mujeres portadoras de los genes *BRAC1* y *BRAC2*, un tipo de genes que causan cáncer de mama. Sin embargo, ser portadora de estos genes no es suficiente. Se necesitan otros factores para que las células muten y terminen formando un tumor.

En un estudio científico realizado en Estados Unidos con mujeres portadoras de los genes *BRAC1* y *BRAC2* se demostró que las probabilidades de desarrollar un cáncer de mama prácticamente se habían triplicado desde la Segunda Guerra Mundial. Es decir, las mujeres portadoras de este gen hoy en día tienen más probabilidades de sufrir un cáncer que las que tenían sus bisabuelas.[3] ¿Por qué? Si el gen es el mismo, ¿qué puede haber incrementado tanto las probabilidades de tener cáncer ante una misma condición? La respuesta está en los hábitos de vida. Pensemos en cómo vivían nuestras abuelas y en qué comían. Nuestras abuelas no se pasaban el día sentadas delante de la pantalla del ordenador. Trajinaban todo el día de aquí para allá. No tenían tanto estrés como sufrimos nosotras ahora con el trabajo, la casa, los niños y, sobre todo, la inmediatez de la sociedad en la que vivimos, en la que todo tiene que ser para ya.

El estudio, concretamente, se centró en los cambios que ha experimentado la alimentación desde antes de la Segunda Guerra Mundial. En esa época cada día se cocinaba en todos los hogares. No se comía tanta comida procesada ni preparada como ahora, ni tantas hamburguesas, beicon, embutido, queso y azúcar refinado. En la época de nuestras abuelas y bisabuelas, la alimentación era rica en verduras, hortalizas, semillas, legumbres, frutos secos y algún lácteo de animales que pastaban tranquilamente en los campos en lugar de estar hacinados en granjas como ahora. Y la proteína animal se comía de vez en cuando. Si vivías en el interior, era poco probable que comieras pescado. Y el pollo y la ternera se comían en las celebraciones.

El cáncer es una enfermedad multifactorial. Esto quiere decir que se necesitan diferentes causas para que aparezca, y la herencia genética es una de ellas. Una dieta poco saludable constituye otro factor de riesgo. La vida sedentaria también facilita la aparición del cáncer, así como la exposición a tóxicos ambientales. Todos estos factores nos llevan a un fallo en el metabolismo que causa que las células muten y se conviertan en cancerígenas. De ahí que el cáncer, de un tiempo a esta parte, haya dejado de considerarse una enfermedad meramente genética y se considere una enfermedad metabólica.

¿TAN GRANDE ES EL IMPACTO DE LOS HÁBITOS DE VIDA EN EL CÁNCER?

Decíamos antes que el 85 % de los casos de cáncer se relacionan con los hábitos de vida no saludables. Esto se entiende mejor con el siguiente estudio científico realizado en Dinamarca, donde existe un registro completo del ADN de todos los habitantes. En este estudio se analizaron los datos de personas adoptadas cuyos padres biológicos habían muerto de cáncer antes de los cincuenta años[4] y se cruzaron estos datos con los de personas adoptadas cuyos padres adoptivos habían fallecido a causa del cáncer antes de los cincuenta años. Los resultados obtenidos demostraron que había más incidencia de cáncer entre las personas cuyos padres adoptivos habían muerto de dicha enfermedad antes de los cincuenta años que entre las personas cuyos padres biológicos habían fallecido de cáncer antes de los cincuenta años. ¿Por qué? Porque habían adquirido los hábitos de vida no saludables de los padres adoptivos. Y esto tiene una influencia mayor en el desarrollo de la enfermedad que los genes. Es decir, nuestros genes serían como el catálogo de las enfermedades que podemos sufrir; por ejemplo, en el catálogo puede estar la predisposición genética a tener el colesterol alto, hipertensión, ser diabético o sufrir un cáncer, pero los hábitos de vida son lo que hace que esos genes se expresen o no, es decir, que la enfermedad se manifieste.

Todos entendemos perfectamente que si seguimos una alimentación poco saludable, mantenemos un estilo de vida sedentario y vamos a tope de estrés tendremos más probabilidades de tener colesterol, hipertensión e incluso diabetes. Pues con el cáncer pasa lo mismo: unos hábitos de vida poco saludables pueden hacer que las células muten y aparezca un tumor. Incluso sin tener antecedentes familiares de cáncer, los hábitos de vida no saludables pueden hacer que enfermemos y nos diagnostiquen esta enfermedad.

¿QUÉ HÁBITOS DE VIDA NO SON SALUDABLES?

Seguramente te estés preguntando qué hábitos de vida no son saludables. Pues bien, se trata de los siguientes:

- **Una vida sedentaria.** Es decir, no hacer ejercicio físico. No salir ni tan siquiera a andar un rato todos los días, coger el ascensor en lugar de subir las escaleras, no levantarse del sofá a no ser que sea estrictamente necesario: todo ello no es bueno para la salud.

- **Gestionar mal el estrés.** Vivimos en una sociedad de la inmediatez, del ya mismo, y sufrimos mucho estrés. Entre las cargas familiares y las laborales no tenemos tiempo para nosotros mismos, para disfrutar, para conectar con la vida, para hacer cosas que nos gustan y que nos hacen felices.

- **Una alimentación poco saludable.** Es decir, una alimentación rica en comida procesada, en pasta y en arroz blanco (son muy fáciles de preparar, pero aportan pocos nutrientes), en carne y embutidos, en azúcares y harinas refinadas, en refrescos y en alcohol.

- **Dormir mal o dormir poco.** La falta de sueño también tiene un impacto sobre nuestra salud. Si dormimos poco o mal, nuestro sistema inmunitario no funcionará bien. También tendremos más estrés y estaremos más irritables al día siguiente, lo que dañará nuestra microbiota (conocida como flora intestinal). Y si se daña nuestra microbiota, no absorberemos bien los nutrientes que ingerimos y nuestro sistema hormonal también funcionará mal.

- **Tóxicos ambientales.** En las ciudades el aire está lleno de tóxicos. Lo sabemos todos y lo tenemos asumido. No podemos hacer mucho para evitar estos tóxicos, más allá de ir al campo o a la playa a pasar el sábado o el domingo y respirar aire limpio. Pero hay algunos tipos de tóxicos ambientales que sí podemos evitar, como los detergentes químicos, los tóxicos presentes en los envases o los que contienen los productos de cosmética diaria (gel corporal, champú, cremas, maquillaje, etc.).

Si te acaban de diagnosticar un cáncer o se lo han diagnosticado a un ser querido, te has sentido identificado con alguno de los puntos que he mencionado anteriormente y quieres mejorar tus hábitos de vida, cámbialos poco a poco. No pretendas cambiarlos todos de golpe. Empieza de forma paulatina a incorporar hábitos más saludables a tu día a día.

¿QUÉ PUEDES HACER SI TE HAN DIAGNOSTICADO UN CÁNCER?

El diagnóstico de cáncer sigue asociándose a muerte. Sin embargo, la ciencia ha avanzado mucho en los últimos cuarenta años y cada vez son más los pacientes que superan la enfermedad. En estos últimos cuarenta años también se ha realizado una gran cantidad de estudios científicos que han demostrado que hay cosas que los pacientes pueden hacer en su día a día para mejorar su calidad de vida y su respuesta a los tratamientos médicos.

Lo primero que es aconsejable que hagan todos los pacientes ante un diagnóstico de cáncer es acudir a un psicooncólogo para que les ayude a ordenar las emociones que el diagnóstico les ha despertado. Es habitual sentir miedo, rabia, tristeza o culpa, entre otras muchas emociones. También es habitual que los pacientes de cáncer tengan ansiedad, duerman mal, estén más irritables... Todo esto se deriva del diagnóstico, por lo que contar con alguien que te ayude a gestionar mejor estas emociones hará que estés más tranquilo y de mejor ánimo.

Lo siguiente que es importante hacer es cambiar la alimentación para que sea más saludable. En el capítulo 2 de este libro te hablo extensamente de la alimentación durante el cáncer. Te explicaré qué alimentos hay que añadir y cuáles es necesario eliminar cuando se diagnostica un cáncer y por qué hay que hacerlo. También te ofreceré alternativas saludables a lo que estás acostumbrado a comer para que sigas disfrutando con la comida. No se trata de pasar hambre ni de convertir nuestra alimentación en algo soso y aburrido.

La tercera cosa que deberías hacer, si no la estás haciendo ya, es empezar a realizar ejercicio físico a diario. De esto te hablaré en el capítulo 3. Si antes del diagnóstico salías a correr, jugabas a pádel o realizabas algún otro tipo de deporte, sigue con ello siempre que te sientas con fuerzas. En el caso de que no te sientas con fuerzas o capaz de seguir con el ritmo que llevabas, sal a andar 45 minutos al día a paso ligero, todo lo ligero que puedas. Si no te sientes con energía para salir a andar, en el capítulo 3 te daré trucos para empezar a hacer ejercicio de forma que, paulatinamente, llegues a poder hacer esos 45 minutos de ejercicio cada día.

También es importante evitar los tóxicos ambientales. Somos conscientes de que la contaminación tiene un impacto sobre nuestra salud. A las personas con una salud frágil siempre se les ha recomendado tomar baños de mar o ir a la montaña para respirar aire puro. Sin embargo, hay una serie de tóxicos ambientales que están presentes en nuestro día a día que debemos evitar, como el bisfenol A y los ftalatos, el antimonio, el formaldehído y el acetaldehído de los plásticos o los que encontramos en nuestros artículos de cosmética diaria. En el capítulo 6 te hablo más de ellos.

Por último, debes dormir entre siete y nueve horas de calidad por la noche. Descansar resulta imprescindible, pero es habitual que se tengan dificultades para conciliar el sueño nocturno y esto nos lleve a echar alguna cabezadita durante el día. En el capítulo 8 te hablaré del insomnio y de los peligros de cambiar el horario del sueño.

SI TENGO CÁNCER, ¿CÓMO ME AYUDA MEJORAR MIS HÁBITOS DE VIDA?

Son numerosos los estudios científicos que han demostrado que los pacientes que siguen unos hábitos de vida saludables sufren menos efectos secundarios. Y también hay numerosos estudios en los que se demuestra que los tratamientos médicos son más eficaces en aquellos pacientes que siguen unos hábitos de vida saludables.

¿Recuerdas lo que te decía al principio? ¿Que todos los cánceres son diferentes? Pues bien, también tienen una cosa en común. Debes saber que hay algo que no le gusta nada a ningún cáncer: los hábitos de vida saludables. El cáncer odia todo lo que sea cuidarse y llevar una vida saludable, porque necesita todo lo contrario para estar a gusto y crecer. Al cáncer no le gustan las vitaminas, ni los minerales, ni los aminoácidos, ni los ácidos grasos esenciales. Tampoco le gustan las endorfinas que segregas al hacer ejercicio físico, ni la oxitocina que segrega tu cerebro cuando estás bien y relajado. O sea que si quieres combatirlo nada mejor que empezar con mantener un buen estilo de vida saludable.

2

ALIMENTACIÓN Y CÁNCER

Se habla mucho de alimentación y cáncer. Esto se debe a dos factores:

❶ Los tratamientos médicos causan una serie de efectos secundarios que afectan a nuestro sistema digestivo, como llagas en la boca, cambios en el sabor, estreñimiento, diarrea o dolor de barriga, entre otros. Con la alimentación es posible paliarlos e, incluso, conseguir que desaparezcan.

❷ Cada vez tenemos más conciencia del efecto terapéutico de los alimentos. Sabemos, por ejemplo, que la vitamina C ayuda a evitar los resfriados, que el potasio y el magnesio son claves para evitar los calambres musculares, que el hierro de las lentejas y las espinacas nos conviene en caso de anemia, etc. Y con el cáncer pasa lo mismo: según cuál sea el estado de salud del paciente y cómo se sienta, le convendrán más unos alimentos que otros.

Vaya por delante que cuando el cáncer entra en la familia lo ideal es que todos los miembros cambien su alimentación y esta se vuelva más saludable para todos. Hay ciertos alimentos que nos ayudan a estar más tranquilos y esto reportará beneficios para todos.

En internet se puede encontrar mucha información sobre alimentación y cáncer, pero no está organizada. Se habla de muchas dietas y, según qué web se visite o a qué nutricionista se vaya, se recomienda una dieta u otra. Es muy importante tener en cuenta que no hay ningún alimento que cure el cáncer, ni siquiera los conocidos como superalimentos.

Tampoco existe una dieta ideal para todos los pacientes oncológicos, pero sí hay un tipo de alimentación que les sirve a todos ellos: la alimentación saludable. No obstante, esta alimentación saludable tiene que adaptarse al estado de salud del paciente a medida que este va cambiando, lo que conllevará introducir o eliminar ciertos alimentos. Te lo cuento todo con detalle más adelante. Cabe recordar que el cáncer es una enfermedad multifactorial y muy compleja, y solo con la alimentación no se puede curar.

A continuación hablaremos de las diferentes dietas que se recomiendan a los pacientes con cáncer, en qué consisten y cuál es la que cuenta con un mayor nivel de evidencia científica.

DIETA VEGETARIANA

Este tipo de alimentación consiste en comer principalmente productos vegetales: frutas, verduras, hortalizas, semillas, frutos secos, cereales integrales y legumbres. Algunas personas siguen lo que se conoce como dieta ovolacteovegetariana y, además de todo lo anterior, comen huevos y lácteos. Esta dieta es rica en nutrientes, pero puede causar una deficiencia de proteínas, vitamina B_{12}, calcio y vitamina D. Hay que procurar seguir una dieta rica y variada y evitar estancarse en unos pocos alimentos para asegurarnos de que ingerimos la suficiente cantidad de hierro, proteínas y ácidos grasos omega-3.

Ventajas de la dieta vegetariana: es muy rica en todo tipo de alimentos vegetales, por lo que tiene un aporte variado de vitaminas y minerales si se sigue de forma correcta.

Desventajas de la dieta vegetariana: si solamente comemos los vegetales que nos gustan o poca variedad de ellos, podemos tener carencias de ciertas vitaminas y minerales. También podemos sufrir carencias de proteína, vitamina B_{12}, calcio y vitamina D si no la seguimos correctamente. Se requiere la supervisión de un profesional para seguirla de forma correcta, lo que supone un coste añadido.

DIETA MACROBIÓTICA

Esta dieta, que tiene su origen en Oriente, es una forma de comer que tiene en cuenta el yin (o energía femenina de los alimentos, por ejemplo, manzana o mango) y el yang (o energía masculina de los alimentos, por ejemplo, papaya y melocotón), siempre en busca del equilibrio. Se trata de una simbiosis entre nutrición, medicina y espiritualidad llevada a los fogones. La base de la alimentación son los cereales integrales, que tienen el equilibrio yin-yang más parecido al del cuerpo humano. Es un tipo de alimentación similar a la vegetariana, pero incluye proteína animal. Estos alimentos de origen animal se estudian de forma individualizada para cada persona en función del objetivo que quiera conseguir.

La dieta macrobiótica pone especial atención en cómo los alimentos que ingerimos cambian nuestro estado de ánimo. Al igual que tomar alcohol altera nuestro estado de conciencia, consumir de forma continuada ciertos alimentos hará que estemos más irritables, más angustiados, algunos agudizarían la concentración y otros la debilitarían.

Esta dieta debe ser supervisada por un nutricionista, ya que se corre el riesgo de perjudicar la salud por una falta de calcio o de proteínas o debido a problemas para absorber las sales minerales.

Ventajas de la dieta macrobiótica: es una dieta variada que permite consumir cierto tipo de proteína animal.

Desventajas de la dieta macrobiótica: limita el consumo de ciertos alimentos para conseguir el equilibrio y se requiere la supervisión de un profesional para seguirla, lo que supone un coste añadido.

DIETA VEGANA

Consiste en comer solo alimentos de procedencia vegetal. Se parece mucho a la alimentación vegetariana, pero no se consume ningún producto de origen animal, como huevos, leche o miel. Esta dieta no cuenta con evidencia científica sólida en cuanto a que reporte mejoras a los pacientes con cáncer. Además, se debe seguir bajo la supervisión de un nutricionista cualificado, ya que puede causar carencias de ciertos nutrientes como la vitamina B_{12} o un déficit de proteínas.

Ventajas de la dieta vegana: es muy rica en todo tipo de alimentos vegetales, por lo que tiene un aporte variado de vitaminas y minerales, si se sigue de forma correcta.

Desventajas de la dieta vegana: durante el cáncer hay momentos en los que se requiere comer proteína animal, sobre todo en el caso de pacientes que están perdiendo peso. Seguir esta alimentación no nos conviene si estamos en dicha situación.

DIETA ALCALINA

Es muy parecida a la dieta vegetariana y presta mucha atención al pH de los alimentos. Los hay que son más ácidos, como el azúcar, el alcohol, el café, el pescado, los huevos, las aceitunas, el maíz, etc., y otros que son más alcalinos, como el trigo sarraceno, el limón, la zanahoria, el ajo, las semillas de lino, etc. Los alimentos ácidos acidifican nuestro organismo, promueven la inflamación y facilitan la aparición de las enfermedades. El Dr. Ottro Warburg, quien recibió el Premio Nobel de Medicina en el año 1931, demostró que las células tumorales viven en un entorno ácido. Y si se las traslada a un entorno alcalino, su supervivencia se ve comprometida. De ahí el auge de la dieta alcalina. Sin embargo, en una revisión sistemática de estudios científicos sobre dieta alcalina y cáncer se determinó que no existe evidencia científica al respecto.[5]

Ventajas de la dieta alcalina: es muy rica en todo tipo de alimentos vegetales, por lo que tiene un aporte variado de vitaminas y minerales si se sigue de forma correcta.

Desventajas de la dieta alcalina: no contempla la ingesta de proteína animal por ser acidificante. Si estamos perdiendo peso, esta dieta no nos conviene, ya que necesitaremos comer proteína animal.

DIETA CETOGÉNICA

Esta dieta, de la que cada vez se habla más, se empezó a utilizar en 1920 en pacientes con epilepsia y dio buenos resultados. A lo largo de los años se ha empleado en pacientes con diferentes enfermedades y recientemente se ha empezado a utilizar en pacientes con cáncer. Es una dieta muy rica en grasas de calidad (aguacate, aceite de coco, frutos secos y semillas), moderada en proteína (huevos de cultivo ecológico o salmón salvaje) y baja en carbohidratos (manzanas y frutos rojos). Este tipo de alimentación no se recomienda a todo tipo de pacientes ni para todos los tipos de cáncer. Muchas personas creen que la dieta cetogénica es rica en proteína, pero esto no es así; un consumo elevado de proteínas puede elevar los niveles de glucosa en la sangre. No es una dieta sencilla, por lo que resulta imprescindible contar con supervisión médica y hacer análisis de sangre de forma periódica para asegurarnos de que no se daña la salud del paciente. Es una de las dietas que en los últimos años está ganando más protagonismo en lo que a alimentación y cáncer respecta, ya que deja a las células tumorales sin el nutriente que necesitan para respirar: la glucosa. Pero no es fácil de seguir ni, como hemos dicho, sirve para todo tipo de cáncer y todo tipo de pacientes.

Si quieres saber si este tipo de alimentación puede ser beneficioso para tu ser querido con cáncer, acude a un especialista en dieta cetogénica y cáncer para que te asesore y haga un seguimiento. No te recomiendo que la hagas por tu cuenta y riesgo.

Ventajas de la dieta cetogénica: al ser baja en carbohidratos, se deja a las células tumorales sin glucosa que fermentar para poder respirar. Su eficacia ha sido demostrada científicamente.

Desventajas de la dieta cetogénica: se pierde peso, con lo que si el paciente tiene ya un peso bajo o está perdiendo peso no se recomienda. Tampoco es una dieta aconsejable para todo tipo de pacientes ni se puede seguir en casa sin la supervisión de un nutricionista correctamente formado.

DIETA MEDITERRÁNEA

Esta dieta es la que cuenta con más evidencia científica en cuanto a mejorar la calidad de vida de los pacientes con cáncer. Se han realizado varios estudios científicos que han validado esta información. El más amplio y representativo es el PREDIMED (PREvención con DIeta MEDiterránea),[6] un ensayo clínico nutricional en el que participaron un total de 7.447 hombres y mujeres, y en el que se vio que los que seguían un patrón de dieta mediterránea tenían menos posibilidades de sufrir enfermedades cardiovasculares, así como una menor incidencia de enfermedades tales como hipertensión, deterioro cognitivo y cáncer, entre otras.

En España vivimos a orillas del Mediterráneo, y esta cercanía nos hace pensar que seguimos una dieta mediterránea. Sin embargo, la alimentación que, por norma general, llevamos los ciudadanos españoles dista mucho de la dieta mediterránea de verdad.

La dieta mediterránea es rica en frutas, verduras, hortalizas, legumbres, cereales integrales de grano entero, frutos secos y semillas. También incluye huevos, algún lácteo fermentado de vez en cuando (yogur o queso), algo de pollo y pescado azul pequeño. La carne roja y la carne procesada (embutidos, salchichas, hamburguesas, etc.) se toman de forma ocasional. Es la dieta de los platos de cuchara, de las cremas de verduras, de los postres de fruta fresca o de fruta deshidratada acompañada de frutos secos.

Esta dieta, variada y rica en nutrientes, es la que más beneficios ha demostrado científicamente para mantener un buen estado de salud y es la que más se recomienda a los pacientes que padecen cáncer. Se puede seguir sin supervisión médica, a no ser que se sufran efectos secundarios graves como pérdida de peso, bajada de defensas, una mucositis grave o problemas para masticar y/o tragar, en cuyo caso es conveniente acudir a un nutricionista integrativo que nos guíe y nos indique qué alimentos, con qué tipo de cocción y qué presentación convienen más para paliar dichos efectos secundarios.

Ventajas de la dieta mediterránea: es una dieta variada en fruta, verdura, legumbres, proteína animal de calidad, semillas y frutos secos, y gracias a ello a los pacientes les resulta fácil adaptarse a este tipo de alimentación.

Desventajas de la dieta mediterránea: al ser tan parecida a la alimentación que seguimos a diario se puede caer en el error de pensar que comemos saludablemente cuando, en realidad, deberíamos comer más legumbres, verduras y frutos secos, y menos proteína de origen animal.

Una vez vistas todas estas dietas debes tener en cuenta que no hay un solo tipo de alimentación que sea válido para todos los pacientes, ni que el mismo tipo de alimentación va a ser válido durante todo el tratamiento médico del mismo paciente. Me explico: la dieta base, la de recomendaciones a seguir, es la dieta mediterránea, ya que es la que cuenta con más evidencia científica.

Sin embargo, debes permitir que el paciente escuche su cuerpo. Si, por ejemplo, le apetecen alimentos fresquitos, en lugar de prepararle platos de cuchara (como legumbres estofadas), prepárale humus o falafel. Si en pleno mes de agosto le apetece comer algo caliente, por más que tú tengas calor, ofrécele comidas calientes. Los tratamientos contra el cáncer a veces destemplan y nos llevan a pedir cosas frías en invierno y calientes en verano.

Si hay algún alimento, por más saludable que sea, que tu ser querido no tolera, que no le gusta o que no le sienta bien, busca otro por el que sustituirlo. Ten en cuenta que los tratamientos afectan al sabor de los alimentos y esto puede hacer que algo que antes le gustaba deje de gustarle. También causan molestias digestivas, por lo que comidas que antes le sentaban bien ahora podrían sentarle mal.

¿QUÉ ALIMENTOS HAY QUE ELIMINAR DE LA DIETA?

Eliminar alimentos de nuestro día a día siempre se nos hace más cuesta arriba que pensar en añadirlos, pero que no cunda el pánico: en las próximas páginas te explicaré cuáles hay que eliminar, por qué hay que hacerlo y por cuáles se pueden sustituir, y te propondré alternativas que harán más fácil llevar una dieta saludable y que te permitirán darte algún capricho.

AZÚCAR BLANCO

Probablemente habrás oído decir que no conviene comer azúcar blanco cuando se tiene cáncer. La verdad es que el azúcar blanco no nos conviene ni antes, ni durante, ni después del cáncer.

En el año 2016 salieron a la luz una serie de estudios científicos que vinculaban el azúcar blanco con la gran epidemia de obesidad y diabetes que hay actualmente en Occidente. Estos estudios habían sido ocultados por la industria de la alimentación durante muchos años, ya que el azúcar, junto con la sal y la grasa, es uno de los ingredientes que utiliza esta industria para hacer que sus productos procesados sean irresistibles. Encontrarás más información al respecto en el libro *Adictos a la comida basura*, escrito por Michael Moss,[7] un periodista americano ganador del Premio Pulitzer.

El azúcar blanco es, principalmente, glucosa. La glucosa es necesaria para un correcto funcionamiento de nuestro organismo. Ahora bien, un exceso de glucosa puede ser letal, así como una falta de glucosa.

Son muchos los productos de alimentación que llevan azúcar añadido. Si miras la etiqueta de cualquier producto procesado que tengas en casa, verás que prácticamente todos llevan azúcares añadidos. Pueden aparecer como azúcar granulada blanca, azúcar moreno, azúcar de remolacha, azúcar cruda, zumo de caña de azúcar, caramelo, edulcorante de maíz, concentrado de zumo de fruta, miel, melaza, néctar, jarabe de maíz con alto contenido en fructosa, jarabe de algarroba, sirope de agave, sirope de arroz, panela, mascabado, fructosa, maltosa, lactosa, galactosa, sacarosa, manosa, dextrosa o maltodextrinas (sorbitol, maltitol, xilitol, manitol, eritritol).

La cantidad de azúcar que contiene un producto de alimentación procesado la encontrarás en la tabla nutricional que, por ley, están obligados a llevar. Se indica como «Hidratos de carbono. De los cuales azúcares». La verás no solo en productos que es evidente que llevan azúcar, como las galletas o el cacao en polvo del desayuno, sino también en otros que nunca habrías imaginado, como la salsa de tomate, los espárragos en conserva, las alcachofas en conserva, etc.

La cantidad de consumo de azúcar diario que recomienda la Organización Mundial de la Salud (OMS) es de 25 g, pero habitualmente consumimos mucho más. En la página www.sinazucar.org se muestra la cantidad de azúcar que contienen algunos de los productos de consumo más generalizado, y es sorprendente. Si llevaras la cuenta del azúcar consumido cada día, verías qué rápido se llega a los 25 g diarios recomendados por la OMS.

Cuando comemos azúcar blanco, que también se conoce como azúcar refinado, un alud de glucosa entra en nuestro torrente sanguíneo. Esto hace que nos notemos más despiertos y con más energía. Forzamos a nuestro páncreas a trabajar más, a segregar más insulina para conseguir que esta glucosa entre en las células y se convierta en energía. Si no puede con toda ella, este azúcar sobrante se convierte en grasa y ganamos peso.

Si comemos alimentos ricos en glucosa, lo cual es habitual a la hora de desayunar, en seguida notaremos una bajada de azúcar y sentiremos la necesidad de volver a comer. Si eres de los que desayuna un café con leche y azúcar y algo de bollería, te animo a que hagas esta prueba: desayuna un café con bebida vegetal sin azúcar añadido y endúlzalo con azúcar integral mascabado (el que parece arenilla); en lugar de bollería, cómete una rebanada de pan integral de centeno o de espelta (disponible en panaderías y en grandes superficies) con un poco de tomate restregado, un chorrito de aceite de oliva virgen extra y un trozo de queso de cabra. Fíjate en cómo te sientes después de haber desayunado esto y hasta cuándo te sientes saciado. Verás la diferencia.

Es cierto que muchos alimentos llevan glucosa, como por ejemplo la fruta, algunas verduras o los cereales, pero en estos alimentos la glucosa está acompañada de fibra, y esta facilita que el azúcar entre más lentamente en nuestro torrente sanguíneo, lo que hace que nos sintamos saciados durante más tiempo y que comamos solo cuando realmente tengamos hambre, y no cuando necesitemos comer para regular el azúcar. También hay algunos alimentos, como la canela o los aguacates, por citar un par, que nos ayudan a regular los niveles de azúcar en sangre.

¿Y qué ocurre con el azúcar y el cáncer? Pasan dos cosas:

❶ La primera es lo que se conoce como efecto Warburg. Este efecto debe su nombre al médico alemán Otto Warburg, quien recibió el Premio Nobel de Medicina en 1931 por su «descubrimiento de la naturaleza y el modo de acción de la enzima respiratoria». Descubrió que las células tumorales, a diferencia de las células sanas, no necesitan oxígeno para respirar, pues lo hacen a través de la fermentación de la glucosa. Tal y como te decía hace unas líneas, el azúcar blanco es principalmente glucosa. Si sigues una dieta rica en glucosa (azúcar blanco, harinas refinadas, cereales no integrales, comida procesada, caramelos, etc.), le estarás dando a tus células tumorales lo que necesitan para respirar. El Dr. Otto Warburg también comprobó que el cáncer vive en un entorno ácido y anaeróbico (sin oxígeno).

❷ La segunda es el vínculo, que se ha demostrado científicamente[8] y ya nadie cuestiona, entre el azúcar y la obesidad y entre la obesidad y el cáncer. Las dietas ricas en azúcares refinados (bollería, pan blanco, arroz blanco, pasta, chucherías, refrescos, etc.) facilitan el aumento de peso y que se acabe en un estado de obesidad. Esto en la actualidad ya nadie lo discute. En estudios científicos recientes se ha demostrado que el sobrepeso y la obesidad son factores de riesgo que incrementan nuestras probabilidades de sufrir cáncer.

Azúcares saludables

Después de todo lo que te acabo de explicar, seguramente pienses que durante el cáncer hay que decir adiós al azúcar y a los dulces. En realidad no es así: hay que decir adiós al azúcar y a los dulces que no son saludables, pero los hay que sí lo son.

La diferencia entre el azúcar blanco y los azúcares saludables es la carga glucémica, que no hay que confundir con el índice glucémico de los alimentos. El índice glucémico se refiere a la velocidad con la que un alimento incrementa los niveles de azúcar en la sangre después de ingerirlo, y la carga glucémica es la cantidad de hidratos de carbono que tiene un alimento por ración. Así pues, un alimento puede tener un índice glucémico alto pero una carga glucémica baja; un ejemplo es la zanahoria, que tiene un índice glucémico de 92, y dos zanahorias cocidas tienen una carga glucémica de 6,4, según la Fundación para la Diabetes Novo Nordisk.[9]

Estos son los azúcares saludables por los que puedes sustituir el azúcar blanco que tomáis. Tómalos con moderación. Que sean saludables no significa que podamos tomar más. Ten en cuenta que endulzan más que el azúcar blanco y, por lo tanto, necesitarás menos cantidad. Empieza con poco y ve añadiendo hasta que encuentres tu punto de dulzor. Lo ideal sería no añadir ningún tipo de azúcar a los alimentos. Pero si el paciente lo requiere, usa estos:

- **Azúcar integral de caña:** también conocido como mascabado, es un azúcar marrón que se encuentra en tiendas de dietética y en algunos supermercados. Tiene un aspecto parecido a la arena, pero es de un color marrón más cálido, tirando a anaranjado.

- **Azúcar de abedul:** también conocido como xilitol, tiene el mismo aspecto que el azúcar blanco, pero endulza mucho más. Pruébalo con precaución al principio hasta que encuentres la dosis adecuada; es fácil pasarse y que todo sepa demasiado dulce. Este tipo de azúcar se puede utilizar para hacer repostería casera (galletas, magdalenas o pasteles).

- **Miel de acacia:** es el tipo de miel que tiene una carga glucémica más baja y se puede utilizar para endulzar con moderación infusiones y yogures.

- **Estevia:** planta popularizada en los últimos años, es muy dulce y ayuda a regular los azúcares en la sangre. En los supermercados se puede encontrar edulcorante a base de estevia, pero te recomiendo que, si decides probarla, compres la planta y añadas un trozo de hoja a tus infusiones. No sirve para preparar repostería casera, pues le da un sabor raro. También puedes preparar estevia líquida en casa: pon un cazo con agua a hervir; cuando esté hirviendo, apaga el fuego, añade unas cuantas hojas de estevia y déjalas en infusión durante una hora y media; pasado este tiempo, cuela el líquido y mételo en un gotero. Se conserva bien en la nevera durante dos semanas. Añádelo con moderación a las infusiones, ya que es muy dulce. Verás que rápidamente encontrarás la dosis más adecuada.

HARINAS REFINADAS

Con las harinas refinadas pasa lo mismo que con el azúcar blanco: son ricas en carbohidratos de absorción rápida, es decir, que el azúcar que contienen entra rápidamente a nuestro torrente sanguíneo.

Los cereales son, de origen, integrales. Están recubiertos por una fina capa, como una piel, que es muy rica en fibra. Esta fibra hace que los carbohidratos que contienen, es decir, los azúcares, entren despacio a nuestro torrente sanguíneo. Así no tenemos picos de glucemia y su energía nos dura más tiempo. Por ello se desaconseja el consumo de arroz blanco, harina de trigo blanca y pasta blanca.

Si estamos acostumbrados a acompañar nuestros platos con pasta o arroz, podemos sustituirlos por arroz integral, arroz rojo, avena, cebada, quinoa, mijo, espelta, centeno, trigo sarraceno o *kamut*. El mijo tiene un aspecto prácticamente igual que el cuscús, que está hecho de harina de trigo blanco, y un sabor muy parecido; también queda bien en caldo de verdura o de pollo ecológico, para sustituir la pasta de la sopa. Con la avena molida o en copos podemos elaborar pasteles, pan y magdalenas. Y con el trigo sarraceno, el *kamut*, el centeno o la espelta hay muchas panaderías que hacen pan integral.

Hay que tener cuidado con el pan integral: cuando un pan es realmente integral, presenta un color marrón grisáceo; si es blanco y tiene motas de color marrón, se trata de un pan blanco al que han añadido un poco de fibra, pero no es pan de harina integral 100 %.

LÁCTEOS

Otro de los temas de los que se habla mucho es del consumo de lácteos durante el cáncer. El ser humano es el único mamífero que los toma a lo largo de toda su vida. Y hemos normalizado el consumo de lácteos elaborados con leche de otros animales, la cual tiene una composición diferente a la materna. ¿Te imaginas comer queso o yogur de leche materna? ¿Verdad que no? La OMS recomienda tomar leche materna de forma exclusiva durante los primeros seis meses de vida y luego, hasta los dos años o más, combinada con otros alimentos.

Los lácteos cuyo consumo está más extendido y normalizado son los que se elaboran con leche de vaca. Esto se debe a que la vaca es el animal domesticado que más cantidad de leche produce. Pero la leche de vaca no es la más saludable, pues tiene niveles altos de hormonas, lo cual facilita el crecimiento de las células tumorales de los cánceres hormonodependientes; sería como echarle un poco de gasolina al fuego. Además, la leche de vaca contiene *insuline growth factor 1* (IGF-1), una proteína que manda a las células el mensaje de que crezcan y se reproduzcan. En resumen, si tomas lácteos de vaca, por un lado tendrás hormonas que te perjudican si el cáncer es hormonodependiente y, por otro, ingerirás una proteína que le está dando a tus células tumorales el mensaje de que crezcan y se reproduzcan.

La leche de cabra y la de oveja tienen una composición más parecida a la leche humana y se pueden tomar en formato fermentado (yogur o queso) dos veces por semana, un día para desayunar y otro para merendar, por ejemplo. Al estar fermentadas ayudan a reparar nuestra flora intestinal, que se daña como consecuencia de los tratamientos médicos contra el cáncer y de cualquier otra medicación que estemos tomando.

¿Y para el café? En el café se puede añadir una bebida vegetal hecha en casa o comprada en una tienda de dietética. Sobre todo hay que fijarse en que no tenga azúcares añadidos. Las más recomendables para los pacientes con cáncer son la bebida de avena, la de almendras (rica en calcio) y la de coco. En el apartado de «Recetas saludables» que hay más adelante se explica cómo preparar en casa distintas bebidas vegetales.

CARNE ROJA Y CARNE PROCESADA

En octubre de 2015 la OMS alertó del vínculo entre la carne roja o la procesada y el cáncer.[10] Seguramente lo recordarás porque causó un gran revuelo en los medios de comunicación, en los que aparecieron algunos médicos y nutricionistas desmintiendo tal afirmación. Lo cierto es que no se trata de un tema de causa-efecto: si comes carne roja o carne procesada, tendrás cáncer, pero en muchos estudios científicos se ha demostrado que hay un vínculo: cuanto más consumo de carne roja y de carne procesada, más probabilidades de tener cáncer. En su declaración, la OMS clasificó el consumo habitual de carne (de la forma en la que estamos acostumbrados a consumirla, varias veces a la semana) con el mismo nivel de riesgo que el tabaquismo o la exposición al amianto.

Quizás estés pensando: «Yo no como tanta carne», y puede que sea así, pero si para desayunar de forma habitual comes embutido como salchichón, jamón york, jamón serrano, mortadela o salami, entre otros, estás comiendo demasiada carne procesada. Los *frankfurts* y las salchichas también son carne procesada. Y la carne de vaca o de cerdo cuenta como carne. No nos damos cuenta, pero si hacemos un recuento semanal, veremos que comemos mucha más carne (roja y procesada) de la que creemos.

¿Qué riesgo implica comer carne roja y carne procesada?

El principal riesgo de la carne roja y la carne procesada es que no contienen fibra, lo que significa que el bolo se queda durante más tiempo en nuestro intestino y puede fermentar; al fermentar las toxinas que contiene son absorbidas por nuestro organismo.

Además, se ha relacionado el bajo consumo de fibra con el cáncer de colon, uno de los tipos de cáncer más habituales en Occidente. Cuanta más fibra, menos cáncer. La fibra la encontramos en las frutas, las verduras, los cereales integrales y las legumbres.

Otro riesgo para la salud que conlleva el consumo de carne procesada son los nitritos. En la etiqueta de los ingredientes podemos encontrar algunas E-XXX, como E-252, por ejemplo; se trata de un conservante que puede generar nitrosaminas (una sustancia cancerígena) al entrar en contacto con los jugos gástricos.

La forma en la que cocinamos la carne también hace que su consumo pueda comprometer nuestra salud. Normalmente la freímos o la asamos a la parrilla, y al hacerlo se generan sustancias que pueden ser cancerígenas.

Para terminar, debemos tener en cuenta que el ganado ya no pasta en los campos plácidamente, sino que vive hacinado en granjas y es alimentado con piensos ricos en omega-6 y en transgénicos, un tipo de pienso que causa inflamación en la carne de los animales, que luego nosotros consumimos.

Entonces ¿debemos despedirnos de los embutidos? Cuando se está en tratamiento a causa de un cáncer, lo más recomendable es eliminar los embutidos de la dieta. Sin embargo, si se ha perdido peso o se está perdiendo, conviene comer proteína animal, que es la que está más biodisponible (hablaré de ello en detalle más adelante), y se podría tomar jamón de Jabugo ecológico (del bueno de verdad) una o dos veces al mes como máximo. Si se toma en un bocadillo, que sea de pan integral (de espelta o de centeno) con tomate restregado o a rodajas, aceite de oliva virgen extra y un poco de lechuga o canónigos para minimizar la conversión de nitritos a nitratos. Si se consume el jamón como una tapa, en un plato, sin pan, conviene aliñar un tomate con aceite de oliva virgen extra y un poco de lechuga, canónigos o cogollos de Tudela para conseguir el mismo efecto.

Son muchos los pacientes que piensan que si no comen carne roja les faltarán proteínas. Esto no es así, puesto que hay otros muchos alimentos ricos en proteínas, como el huevo, que es el tipo de proteína animal más biodisponible. También se puede comer pescado azul pequeño, como boquerones o sardinas en escabeche, en vinagre o cocinadas a baja temperatura en el horno para no oxidar el omega-3, que es antiinflamatorio. Los frutos secos, las semillas y las legumbres también contienen proteínas.

ALCOHOL

Hasta no hace mucho se creía que una copa de vino tinto al día reportaba beneficios para la salud: ayuda a subir la tensión si somos hipotensos y protege nuestro corazón. También hasta hace poco tiempo se vinculaba el alcohol solamente con el cáncer de hígado. Sin embargo, los estudios científicos más recientes han demostrado que el consumo de una ración de alcohol a la semana incrementa el riesgo de sufrir cualquier tipo de cáncer, no solo cáncer de hígado: de mama, de boca, de colon, de pulmón..., todos.[11] Esto se debe a que las bebidas alcohólicas, independientemente de su graduación, contienen etanol. El etanol incrementa más el riesgo de sufrir cáncer en hombres que en mujeres, pero lo incrementa. Además, el alcohol interfiere en el metabolismo de los folatos, un tipo de vitaminas indispensables para el funcionamiento de nuestro organismo.

Si tengo cáncer, ¿debo dejar el alcohol?

Sí, es lo más aconsejable. Ten en cuenta que las bebidas alcohólicas son ricas en azúcares, con lo que tomando alcohol ayudas a tu tumor a respirar.

Si estás acostumbrado a beber alcohol todos los días, reduce la cantidad que tomas progresivamente. En caso de que dejarlo del todo te genere estrés y ansiedad, puedes tomar un vasito con la comida.

Durante el cáncer es importante estar bien hidratado, y el alcohol, además de ser rico en glucosa, deshidrata. Se aconseja beber 2 litros de agua al día. Hay que tener en cuenta que la verdura que comemos también aporta agua a nuestro organismo y que si tomamos muchos líquidos nos sentiremos saciados más rápido. Beber esta cantidad de agua nos ayudará a mejorar la función renal (cabe recordar que la quimioterapia se elimina a través de la orina) y la función del intestino (que nos ayuda a mantener un tránsito intestinal regular).

Si el agua sola te aburre, prueba a beber agua saborizada. Toma una jarra o botella de cristal y pon 1 litro de agua; lava un limón y córtalo en rodajas; ponlas en la jarra y deja que repose media hora antes de empezar a beber esta agua, que tendrá un suave sabor a limón muy agradable. Si tienes aftas bucales, el limón te escocerá; en ese caso puedes añadir pepino (si es temporada), menta o alguna fruta que te guste, como trozos de melocotón, de piña fresca o de albaricoque.

¿CÓMO DEBE SER LA ALIMENTACIÓN DURANTE EL CÁNCER? ¿QUÉ ALIMENTOS DEBEMOS AÑADIR A LA ALIMENTACIÓN Y POR QUÉ?

«Que la comida sea tu alimento y el alimento, tu medicina» es la frase más celebre de Hipócrates, un médico de la antigua Grecia y uno de los más célebres de la historia. Con ella manifestaba la importancia que tenía la alimentación para mantenerse saludables en un momento de la historia en el que no había los medicamentos que tenemos ahora. En la antigua Grecia, igual que en la antigua Roma y luego en la Edad Media, se utilizaban ciertos alimentos y plantas como medicinas con el objetivo de curar algunas enfermedades. Hoy en día tenemos a nuestro alcance muchas más medicinas que entonces, pero la alimentación sigue siendo una aliada para mantenernos saludables.

La alimentación, por sí sola, no puede curar el cáncer. Sin embargo, es muy útil en tanto que ayuda a mejorar la calidad de vida de los pacientes oncológicos durante los tratamientos médicos y después de estos, puesto que disminuye las molestias intestinales, mejora el estado de ánimo y el funcionamiento del sistema inmune, y frena la pérdida de peso.

Tal y como he comentado anteriormente, la alimentación más adecuada durante el cáncer, así como para prevenirlo y para cuando lo hemos superado, es la dieta mediterránea, la cual se caracteriza por ser rica en legumbres, frutos secos, semillas, verduras, fruta y proteína animal de calidad. Vayamos por partes.

LEGUMBRES

Entran dentro de la clasificación de legumbres las lentejas, la soja, los garbanzos, los guisantes, las alubias, las judías pintas, los cacahuetes, los frijoles y los *azukis*. Las legumbres son ricas en fibra y en proteína, además de contener hierro, cobre, níquel, carotenoides, vitamina B_1 y niacina, y constituyen una fuente importante de ácido fólico. Para absorber el hierro hay que comerlas junto con alimentos ricos en vitamina C. Puedes ponerles un chorrito de zumo de limón o comer de postre una naranja, un poco de piña natural o un mango; si tienes llagas en la boca y te escuecen con los cítricos, puedes ponerles zanahoria, que también es rica en vitamina C.

¿Qué legumbres nos aportan proteínas completas y cuáles hay que comer junto con cereales para obtener proteínas completas?

Algunas legumbres, como el garbanzo, la soja y algunos tipos de alubias, tienen proteínas completas, es decir, contienen todos los aminoácidos esenciales en cantidades reseñables para poder llevar a cabo su labor. El resto, al no ser proteínas completas, hay que mezclarlas con algún tipo de cereal, que aportará los aminoácidos que le faltan para hacer que la proteína sea completa. Un ejemplo serían las lentejas con arroz integral o los guisantes con mijo.

Es necesario hacer énfasis en la obtención de proteínas completas porque son básicas para el cuerpo humano; serían como los ladrillos de los que está formado el edificio que es nuestro cuerpo. Tienen varias funciones, pero la más conocida es la de mantenimiento y generación de tejidos corporales. También forman parte del sistema inmune y de muchas enzimas. Nuestro organismo incluso las puede utilizar como fuente de energía, aunque prefiere los carbohidratos y la grasa. Una alimentación con un nivel bajo de proteínas facilitará que perdamos masa muscular. De ahí que sea tan importante ingerir proteínas completas. No se trata de muscular o moldear nuestro cuerpo, sino de cuidarlo.

Si las legumbres producen un poco de gases, se les puede añadir un chorrito de vinagre de manzana, que hará que se digieran mejor. Tomar una infusión de manzanilla, anís y fenogreco después de comer también ayuda a digerir mejor y a gestionar los gases. No obstante, cuando las legumbres ocasionan muchos gases y malestar intestinal, es mejor optar por otro tipo de alimentos. Y si además estos gases van acompañados de diarrea o estreñimiento, hay que consultar con el médico de cabecera.

En el apartado de «Recetas saludables» encontrarás tres elaboraciones con legumbres muy apropiadas durante el cáncer: *rice and beans* caribeño, lentejas con falso chorizo y falafels.

FRUTOS SECOS Y SEMILLAS

Cuando hablamos de frutos secos, nos referimos a las nueces, las almendras, las avellanas, los pistachos, las nueces de Macadamia, los anacardos, las pecanas, las nueces de Brasil, el coco, los piñones y las castañas. Y al hablar de semillas, nos referimos a las semillas (o pipas) de girasol, las de calabaza, el sésamo, las semillas de chía, de lino o de cáñamo.

Los frutos secos y las semillas son ricos en minerales como el potasio, el magnesio, el fósforo y el calcio. Algunos también son ricos en hierro, como los pistachos, o en calcio, como el sésamo. También nos aportan vitaminas del grupo B, que ayudan al funcionamiento de nuestro sistema nervioso; y son ricos en ácidos grasos omega-3, vitamina E, fibra, grasas de calidad y proteínas vegetales.

Nos conviene tomarlos crudos y sin sal. Al tostarlos pierden nutrientes y sus grasas (los omega-3 que nos ayudan a combatir la inflamación y apoyan la salud de nuestra piel, mucosas y cerebro) se degradan, es decir, se estropean.

Si se tienen digestiones lentas o el estómago pesado, conviene remojar los frutos secos en agua mineral entre cuatro y ocho horas antes de consumirlos. Esto hace que se activen y que sean más fáciles de digerir. Se puede tomar un puñado de almendras sin tostar, o cualquier otro fruto seco, después de comer o a media mañana o media tarde como tentempié.

En caso de problemas para tragar, es más recomendable comer crema de frutos secos en lugar del fruto seco entero. Las hay de sésamo (se llama *tahini*), de avellana, de cacahuete o de almendra, que son las más vendidas. Procura que sean ecológicas y sin sal, para asegurarte de consumir solo nutrientes; las cremas de frutos secos que podemos encontrar en algunos supermercados y grandes superficies acostumbran a llevar sal, azúcar y conservantes, que no nos convienen.

En el apartado de «Recetas saludables» encontrarás tres recetas con frutos secos o semillas: *bliss balls*, manzana al horno con *tahini* y batido de semillas de cáñamo.

VERDURAS

Las verduras forman parte, por definición, de una dieta saludable. Y en la dieta mediterránea tienen un gran papel. Nos aportan mucha fibra, vitaminas y minerales con pocos azúcares.

Cuando hablamos de verduras, nos referimos a las espinacas, las acelgas, las judías tiernas, la cebolla, el ajo, la zanahoria, la remolacha, el puerro, el brócoli, la col, la lechuga, los cogollos de Tudela, los canónigos, la rúcula, los calabacines, la berenjena, la coliflor, la patata, el boniato, los pimientos, etc.

Conviene cocinar las verduras al vapor, al horno o salteadas a fuego lento con un poco de aceite de oliva virgen extra. No es aconsejable rebozarlas ni freírlas, ya que esto hará que las digestiones se vuelvan más pesadas, puede generar malestar intestinal y hará que nos sintamos saciados durante más tiempo. Los pacientes con cáncer, a veces, pierden el apetito, por lo que no conviene usar formas de cocción que los llenen.

Es recomendable comer siempre verdura de temporada, de proximidad y de cultivo ecológico para beneficiarnos de los nutrientes que cada una de ellas aportan y que son los que necesitamos en cada temporada. Por ejemplo, en invierno es temporada de naranjas, calabaza y zanahorias, que son ricas en vitamina C y nos protegen de los resfriados; en primavera tardía aparecen los albaricoques, los boniatos y los melocotones, que son ricos en betacarotenos y nos ayudan a proteger nuestra piel de las radiaciones solares.

La verdura es muy saludable, pero hay dos circunstancias en que puede que no convenga consumirla: si se tiene diarrea y en caso de intolerancia.

Si hay alguna verdura (o varias) que no le gusta en absoluto al paciente, no le fuerces a comerla. Dado que existe una gran variedad de verdura, es mejor que coma la que le guste y que la pruebe en diferentes cocciones. El calabacín, por ejemplo, se puede comer cocinado o crudo, cortado en láminas finitas y «cocinado» con un poco de limón o en forma de espaguetis con la ayuda de una máquina especial que parece un sacapuntas gigante.

En cuanto a la patata, es una hortaliza que, por norma general, gusta a todo el mundo. Durante el cáncer no conviene comer patatas fritas, pero se pueden tomar hervidas o al horno si transcurren más de 24 horas desde que se cocinan hasta que se ingieren. De esta forma sus azúcares se convierten en almidón resistente, que es un fantástico alimento para las bacterias beneficiosas que viven en nuestros intestinos y que regulan el tránsito intestinal (tanto la diarrea como el estreñimiento se deben al mal estado de nuestra flora intestinal), el sistema inmune y el sistema hormonal.

Si te están bajando las defensas, te convendrá comer verdura de hoja verde como espinacas, acelgas, cogollos de Tudela, lechuga, canónigos, etc., y si tienes el hígado algo inflamado, hojas amargas como las de la rúcula, la escarola y el diente de león o verduras como la alcachofa.

De entre todas las verduras hay una que ha ganado mucha popularidad entre los pacientes de cáncer: el brócoli. De color verde intenso, tiene un alto contenido en sulforafanos, un compuesto que ha demostrado científicamente ponérselo difícil a las células tumorales para crecer y multiplicarse. De ahí que el brócoli sea considerado una verdura «anticáncer»: no cura el cáncer, pero dificulta su crecimiento. Sin embargo, la realidad es que todas las crucíferas (coles de Bruselas, col *kale*, coliflor, grelos, etc.) son ricas en sulforafanos. Hay que ir con precaución al cocinar estas verduras, ya que los sulforafanos se destruyen muy fácilmente. Lo más conveniente es cocerlas ligeramente al vapor o comerlas germinadas o deshidratadas.

Tanto la verdura como la fruta es recomendable consumirlas de cultivo ecológico, para evitar los pesticidas, de los que hablaré más adelante en el capítulo de tóxicos ambientales. Si no puedes permitirte comprarlo todo ecológico, procura que sí lo sean aquellas frutas y verduras que llevan más pesticidas. El Environmental Working Group (EWG), una entidad sin ánimo de lucro, cada año publica una lista de alimentos con la cantidad de pesticidas que contienen. La información es de Estados Unidos, pero la podemos usar como referencia también en España.

Vegetales y frutas que contienen más sustancias tóxicas

Fresas	Uvas
Espinacas	Melocotones
Kale	Cerezas
Nectarinas	Peras
Manzanas	Tomates

Les seguirían el apio, las patatas y la guindilla (pimientos picantes).

Frutas y verduras más limpias de pesticidas

Cebolla	Espárragos
Aguacate	Guisantes
Maíz dulce	Kiwi
(no es muy recomendable consumirlo cuando se tiene cáncer por su alto índice glucémico)	Lechuga
	Berenjenas
	Papaya
Piña	

Tras estos, tendríamos alimentos muy recomendados en cualquier dieta saludable, como la sandía, el brócoli, la coliflor, el melón cantalupo y los champiñones.

En resumen, vistos los niveles de pesticidas de los alimentos, te recomiendo que priorices comprar de cultivo ecológico aquellos vegetales y frutas que se encuentran en la primera lista, la de los que contienen más sustancias nocivas. Los alimentos de la segunda lista son más limpios, y si los lavas adecuadamente, podrás eliminar la mayor parte de pesticidas. Para ello puedes utilizar esta fórmula natural:

Fórmula natural para el lavado de frutas y verduras

- Remoja las frutas y verduras en agua con vinagre en una proporción de 4:1, respectivamente, es decir, si utilizas 4 tazas de agua, pon 1 taza de vinagre; agrega 1/4 de taza de bicarbonato y el jugo de un limón.

- Deja las frutas y verduras en remojo un mínimo de 20 minutos (en ocasiones se ve una nube que flota en el agua y residuos en el fondo).

- Pasado este tiempo, enjuaga bien, sécalo todo y guárdalo.

Una advertencia sobre las crucíferas: a pesar de que cuando se tiene cáncer conviene comerlas, una vez cocinadas desprenden un olor intenso que puede resultar desagradable, sobre todo los días posteriores a la quimioterapia si se tienen náuseas, por lo que en esos días es mejor comerlas crudas o esperar a encontrarse mejor.

En el apartado de «Recetas saludables» te explico tres recetas con crucíferas que te ayudarán a beneficiarte de todos sus nutrientes: germinados de brócoli, ceviche de coles y chips de *kale*.

FRUTA

La fruta también es muy rica en vitaminas y minerales. Sin embargo, algunas tienen mala fama entre los pacientes por su contenido en azúcar. Como ya hemos visto unas páginas atrás, no es lo mismo el índice glucémico que la carga glucémica: el índice glucémico se refiere a la velocidad con la que los hidratos de carbono son absorbidos por nuestro organismo y la carga glucémica es la intensidad de la respuesta insulínica (cantidad de insulina) que va a provocar el alimento que hemos tomado. Entre las frutas que tienen una carga glucémica más baja encontramos la manzana y los frutos rojos, y entre las que tienen la carga glucémica más alta, el plátano y los dátiles.

Pero no hay que obsesionarse con el tema del azúcar que lleva la fruta. Procura evitar aquella que tenga una mayor carga glucémica, pero si algún día a tu ser querido le apetece comerse un plátano, se lo puede permitir. Dale a probar frutas que no haya comido nunca (quizá mango, piña fresca o papaya) y preséntale el resto de frutas de formas diferentes: puedes prepararle una macedonia, un batido verde con fruta o un zumo con el extractor lento, le puedes dar la fruta cruda o cocida (por ejemplo, compota de manzana o de pera) o ponérsela en la ensalada (los arándanos, las fresas, la pera, la manzana, la piña, la naranja y las frambuesas quedan especialmente bien).

Teniendo en cuenta que hay que hacer ejercicio físico a diario, se puede comer el tipo de fruta que apetezca procurando no abusar de las que tienen una carga glucémica más alta. Los pacientes con movilidad reducida sí deberían comer frutas con una carga glucémica más baja, como arándanos, frambuesas, fresas, moras o manzana. Gracias a la fibra que contiene la fruta, no tendrás un pico de azúcar, aportarás agua, vitaminas y minerales a tu organismo, y calmarás la ansiedad de comer dulce. Además, la fruta es una buena opción tanto para el desayuno como para la merienda y te la puedes llevar al hospital por si se hace tarde y tienes hambre.

PROTEÍNA ANIMAL DE CALIDAD

Antes hemos hablado de la importancia de comer proteínas. El hecho de que debamos seguir una alimentación rica en vegetales no significa que debamos olvidarnos de las proteínas. Como te he comentado, tanto las legumbres como los frutos secos y las semillas son fuentes de proteína vegetal. Ahora te voy a hablar de la proteína animal de calidad que te conviene tomar.

Por un lado, tenemos los huevos, que son el tipo de proteína animal más biodisponible, es decir, aquella que nuestro organismo asimila mejor. Los puedes comer a la plancha o cocidos. Ten en cuenta que la yema de huevo es muy grasa y no conviene comerla a diario. Pero sí puedes comer claras de huevo de cultivo ecológico cada día. Para ello cuece el huevo en agua, espera que se enfríe, pélalo, descarta la yema y trocea la clara en ensaladas o cremas de verduras o añádela a un batido.

Otro tipo de proteína animal que se puede comer durante el cáncer es el pescado azul pequeño, como serían las sardinas o los boquerones. Este tipo de pescado es rico en omega-3, que tiene un efecto antiinflamatorio, y al ser pequeño no contiene tantos metales pesados.

También puedes comer pollo ecológico al horno o a la plancha.

En el apartado de «Recetas saludables» he incorporado tres con proteína animal saludable: ensalada con clara de huevo, boquerones al horno y pechuga de pollo salteada con setas.

CEREALES INTEGRALES

El tipo de cereal que más acostumbrados estamos a consumir es el trigo. Lo comemos en forma de pan, de pasta y en bollería. Sin embargo, el trigo tiene dos pequeños inconvenientes: el primero es que normalmente se encuentra refinado (es decir, se le quita la fibra, que es donde están los nutrientes, y se prepara todo con harina blanca) y el segundo, que contiene gluten. El gluten es proinflamatorio, y sabemos que inflamación y cáncer van de la mano: cuanta más inflamación, más facilidad para que el cáncer crezca y se expanda por nuestro organismo.

Durante el cáncer es recomendable dejar de comer trigo y sustituirlo por cereales integrales, también conocidos como de grano entero. Los cereales integrales que nos convienen durante el cáncer son el mijo, la espelta, el *kamut*, la quinoa, el arroz integral, el arroz rojo, el trigo sarraceno, el bulgur, la avena y el centeno.

Los cereales integrales son ricos en fibra, lo que constituye un buen alimento para las bacterias de nuestra flora intestinal. Además, diferentes estudios científicos han demostrado que las dietas ricas en fibra nos ayudan a reducir el riesgo de sufrir un cáncer de colon.[12]

También son ricos en vitaminas del grupo B: hierro, fósforo, magnesio, folato, selenio y potasio.

Antes de cocinarlos conviene enjuagarlos bien con agua. Si los dejas en remojo toda la noche, reducirás el tiempo de cocción a la mitad. Recuerda que la porción de cereales que comas cada vez no debe superar una cuarta parte del plato; la mitad debe ser verdura y el otro cuarto, algún tipo de proteína, bien sea vegetal o animal.

En el apartado de «Recetas saludables» hay tres que puedes preparar con cereales integrales: arroz con leche, falso cuscús de mijo con menta y mango y *mosh* del semillero.

HIERBAS AROMÁTICAS Y ESPECIAS

Cuando hablamos de hierbas aromáticas, nos referimos a las hojas de ciertas plantas aromáticas, como el perejil, el cilantro, la menta, la albahaca, el tomillo o el romero, y la mezcla de hierbas provenzales, entre otras. Y con especias nos referimos a la pimienta, el cardamomo, la canela, el anís, el pimentón, la cúrcuma o el curry (es una mezcla de especias), entre otras.

Tanto las hierbas aromáticas como las especias aportan sabor a nuestros platos, lo cual ayuda a que no añadamos tanta sal. Además, tienen propiedades terapéuticas, ya que son antiinflamatorias, antibacterianas, antioxidantes, apoyan el correcto funcionamiento del sistema inmune y nos ayudan a digerir y a reducir los gases.

En el apartado de «Recetas saludables» encontrarás tres recetas elaboradas con especias: garbanzos especiados, *chai tea latte* y falsas patatas fritas de boniato.

FERMENTADOS

Los alimentos fermentados forman parte de nuestra alimentación desde hace siglos. Los de uso más habitual en España son el yogur, el queso, el vinagre y las aceitunas. Pero existen otros alimentos fermentados, como el kéfir, el chucrut (col fermentada típica de Alemania), el umeboshi (pasta de ciruela japonesa fermentada con sal), el kimchi (col fermentada picante típica de Corea) o la kombucha (té verde fermentado), entre otros.

Estos productos contienen bacterias beneficiosas para nuestra flora intestinal. A través de la fermentación los microorganismos (pueden ser bacterias, levaduras o mohos) descomponen moléculas complejas en sustancias más simples potenciando su sabor y aroma e intensificando algunas propiedades nutricionales de ese alimento.

Los fermentados ayudan a mantener en buen estado nuestra flora intestinal, la cual es responsable, en buena parte, del correcto funcionamiento del sistema hormonal y del inmune. Además, los estudios científicos más recientes han demostrado que tratamientos como la quimioterapia y la inmunoterapia son más eficaces en los pacientes con una flora intestinal en buen estado.[13] Sin embargo, los tratamientos médicos para tratar el cáncer dañan la microbiota; de ahí que sea tan interesante agregar fermentados a nuestra alimentación. No es recomendable tomar ningún tipo de suplementación nutricional de los conocidos como probióticos (o flora intestinal) sin supervisión médica, ya que, según sea el estado de nuestros intestinos, pueden causar una infección.

En el apartado de «Recetas saludables» encontrarás tres recetas con fermentados: *lassi* de melón, ensalada con queso de cabra, y arroz integral con aguacate y pasta de umeboshi.

¿CÓMO DEBE SER LA ALIMENTACIÓN CUANDO APARECEN LOS EFECTOS SECUNDARIOS DE LOS TRATAMIENTOS MÉDICOS?

Hemos examinado qué alimentos debemos asegurarnos de que estén en nuestro plato; son muchos y podemos ir variándolos. Ahora te explicaré cómo tiene que ser la alimentación a medida que vayan apareciendo los efectos secundarios de los tratamientos médicos.

ALIMENTACIÓN PARA EVITAR QUE BAJEN LAS DEFENSAS

Para evitar que bajen las defensas debemos seguir una alimentación rica en verduras de hoja verde, a las que incorporaremos ajo picadito sin el germen, para que no repita, y cebolla.

El jengibre también nos ayuda a mantener el sistema inmune en buen estado.

Además procuraremos comer cada día alimentos fermentados, que nos ayudarán a reparar la flora intestinal, dañada por los tratamientos.

ALIMENTACIÓN PARA EVITAR LA PÉRDIDA DE PESO

Cuando se empieza a perder peso, probablemente se tenga menos apetito. Por ello es muy importante elegir ingredientes ricos en proteínas y calorías saludables. Además, se recomienda comer cinco veces al día e ingerir raciones pequeñas y con ingredientes variados. Por ejemplo, se puede preparar un plato con un poquito de cereal integral, un poco de legumbre y algo de verdura, todo por separado, para que el paciente pueda ir cogiendo lo que le apetezca en cada momento y no se vea sobrepasado por un plato copioso de comida.

Es conveniente añadir frutos secos en cada comida, como por ejemplo cinco almendras o cinco avellanas, que son los dos frutos secos más ricos en calcio. En caso de anemia, los frutos secos más ricos en hierro son los pistachos. Conviene aclarar que siempre nos referimos a frutos secos sin tostar.

Por último, al tener pérdida de peso, se debe comer proteína animal de calidad: clara de huevo ecológico cocida, pescado azul pequeño o pollo ecológico. Si al paciente le apetece, una vez por semana podría comer jamón ibérico de bellota acompañado de tomate y canónigos para minimizar los nitritos que lleva el jamón.

ALIMENTACIÓN PARA PALIAR LAS NÁUSEAS Y LOS VÓMITOS

En caso de tener náuseas o vómitos, tomar una infusión de jengibre ayuda a asentar el estómago. Se prepara pelando un trocito de jengibre fresco de 1 cm y cortándolo en trozos; se ponen a hervir durante cinco minutos; pasado este tiempo, se apaga el fuego y se espera a que la infusión se temple para tomarla; se puede endulzar al gusto con azúcar de abedul. Esta infusión hay que tomarla despacio: con una cuchara de postre se van tomando cucharaditas (cada dos minutos si se tienen vómitos, o más a menudo si son solo náuseas).

Antes de comer, tomar un poco de caldo vegetal ayuda a asentar el estómago. Después de comer, se recomienda descansar durante una hora en posición erguida, como por ejemplo sentado en el sofá.

En los días que se tengan náuseas o vómitos hay que evitar las comidas de olores fuertes, y se tomarán frías o a temperatura ambiente, ya que lo caliente puede potenciar las náuseas. También es necesario evitar las grasas y elegir alimentos de fácil digestión.

ALIMENTACIÓN PARA EL SISTEMA NERVIOSO

Si hay mucho nerviosismo y ansiedad, habrá que eliminar de la alimentación todo lo que sea excitante: café, té (tanto el negro como el verde y el *matcha*), alcohol y chocolate. En caso de estar acostumbrados a tomar té o café, los sustituiremos por infusiones relajantes como la tila o la valeriana. Se habla mucho de las virtudes del té verde como antitumoral; no cura el cáncer, pero se ha demostrado científicamente que dificulta el crecimiento y diseminación por nuestro organismo de las células tumorales. Sin embargo, si tomar té verde causa nerviosismo, el estrés daña la microbiota, y lo comido por lo servido.

Incorporaremos alimentos ricos en vitaminas del grupo B (son básicas para el correcto funcionamiento del sistema nervioso), en magnesio y en triptófano. Los alimentos que nos ayudan son, entre otros, las acelgas, las espinacas, el plátano, los guisantes, la soja, las lentejas, las almendras, las nueces, el pollo, los huevos, el yogur de cabra o de oveja, la escarola y los cacahuetes.

CAMBIOS EN EL SABOR

Algunos tratamientos médicos causan cambios en el sabor, y la comida sabe amarga, metálica o como a cartón.

Si tenemos sabor amargo o metálico, añadir un chorrito de limón a nuestras comidas ayudará a paliar este efecto secundario. En caso de tener llagas en la boca (mucositis oral), lo que nos convendrá más será añadir menta, ya que el limón escuece.

Cuando aparece la sensación de que todo sabe a cartón, podemos añadir al plato un poquito de miel de acacia (carga glucémica baja) para mejorar el sabor.

Otro truco a implementar consiste en realizar un enjuague bucal antes de comer con agua salada o con agua con gas, sin tragarla; hay que enjuagarse la boca y luego escupir el agua. Esto disminuirá los cambios en el sabor.

Si tenemos sabor metálico, evitaremos utilizar cubiertos metálicos, y los cambiaremos por cubiertos de madera.

AGUA

¿Qué agua es aconsejable tomar durante el cáncer? Son muchos los pacientes que me han escrito preguntándome por ello. Siempre nos conviene estar bien hidratados, también durante los tratamientos del cáncer. Por regla general, se recomienda consumir 2 litros de agua al día (equivaldrían a ocho vasos), pero hay que tener en cuenta que el zumo de frutas, las verduras que comemos, los caldos, etc., también cuentan como agua. Por ello no hace falta que fuerces a tu ser querido a beber esos ocho vasos de agua al día, si ya sigue una dieta rica en frutas y verduras, pues se le llenará el estómago de agua y no tendrá hambre cuando llegue la hora de comer.

La calidad del agua que bebemos también es muy importante, y por eso no conviene tomar agua del grifo sin ningún tratamiento adicional, esto es, un tratamiento de ozono, un filtro de carbón activo para eliminar los posibles restos y otros compuestos oxidados por el ozono o un sistema de osmosis inversa, por ejemplo.

Veamos cómo funciona el ciclo del agua para entender el porqué de ello. Mi marido se dedica a la depuración y potabilización de aguas, y conozco este tema de primera mano. Siempre nos han dicho que el agua que sale del grifo es agua procedente de ríos, pantanos y embalses. Y es así. El agua del río se lleva a una planta potabilizadora, donde se convierte en agua potable, y luego sale por nuestro grifo. Lo que no nos han dicho es que el agua de la ducha, la del inodoro (sí, junto con nuestros excrementos), la de la lavadora, la del lavavajillas, etc., también van a parar al río, en la mayoría de los casos tras un tratamiento de depuración previo. Primero va a las alcantarillas y, de allí, a una planta depuradora. En la depuradora se separan los sólidos de los líquidos, se trata el agua sucia restante mediante procesos biológicos o físico-químicos con la adición de sustancias químicas que permiten la eliminación de algunos tóxicos y, una vez esta agua está suficientemente limpia, se envía a un río próximo o se utiliza para el riego. En este río el agua depurada se mezcla con agua de la lluvia y del deshielo de la montaña.

Las plantas de potabilización toman agua de ríos, pantanos o embalses, entre otros (que, como te decía, es una mezcla entre agua pura y agua previamente tratada en una depuradora), la potabilizan mediante procesos físico-químicos que ayudan a separar los sólidos del agua, posteriormente la desinfectan para eliminar los microorganismos que posee (principalmente con cloro, es decir, lejía) y la ponen en el circuito de agua potable para que vuelva a salir por el grifo, la ducha, el inodoro, etc.

Esta agua, previamente tratada y potabilizada, es la que ingieres si bebes agua del grifo. ¿Y qué problema hay? En realidad, son dos problemas. El primero es que en el proceso de tratamiento del agua que se hace en la mayoría de las zonas de nuestro país no se eliminan completamente los restos de medicamentos ni de hormonas que lleva el agua, ni de pesticidas, fungicidas y otros compuestos que son arrastrados por la lluvia hasta los ríos y de ahí hasta las plantas de tratamiento del agua. Esto solo se elimina con un filtro de carbón activo, con osmosis inversa o con ozono, pero se trata de procesos caros y, aunque poco a poco se están comenzando a implantar en las plantas de tratamiento, aún falta mucho para que podamos decir que el agua que llega hasta nuestras casas está tratada al 100 %.

El segundo problema es que al estar tratada con cloro (lejía) se daña nuestra flora intestinal; poco a poco, día a día, pero se daña. Y durante los tratamientos para el cáncer nuestra flora intestinal también se deteriora, por lo que conviene evitar todo aquello que la pueda perjudicar más.

Por lo tanto, si queremos beber agua mineral de calidad, contamos con diferentes opciones:

- **Beber agua mineral sin gas de manantial embotellada en cristal.** Lo más habitual es encontrarla embotellada en plástico, pero las botellas de plástico no están libres de bisfenol A, un tóxico ambiental que puede actuar como un disruptor endocrino. Los disruptores endocrinos están vinculados a cánceres de tipo hormonal como el de mama, el de tiroides, el de próstata, etc. En la Unión Europea se ha realizado un estudio para valorar su regulación y muchos países europeos han prohibido el bisfenol A en sus envases. En España y en Latinoamérica todavía nos queda camino que recorrer. Además, el plástico de las botellas también desprende ftalatos, antimonio, formaldehído y acetildehído.

- **Beber agua mineral con gas embotellada en cristal.** Asegúrate de que es agua mineral con gas de verdad, de manantial. Hay varias marcas de agua con gas en el mercado que lo que hacen es añadirle gas al agua, lo que la convierte en un agua con gas «falsa». Dado que el agua con gas es rica en minerales, si sufres cáncer de riñón, no te conviene consumirla.

- **Comprar un equipo de osmosis inversa.** La osmosis inversa es un sistema de depuración de aguas que elimina prácticamente todas las sales presentes en el agua y otras muchas sustancias que pueden ser dañinas para nuestro organismo. Instalar un sistema de osmosis inversa en nuestra casa nos proporcionará agua de calidad para beber, pero presenta un inconveniente: la cantidad de agua que se desecha, es decir, se tira, durante el proceso de osmosis. Los equipos más modernos y eficaces del mercado consiguen una ratio de 1:1, lo que significa que por cada litro de agua lista para beber se desecha otro litro de agua. Así pues, al coste del equipo hay que sumarle el coste por litro de agua que se tira. Cabe advertir también que tomar agua sin ningún tipo de mineral tampoco nos interesa, ya que podríamos perder parte de nuestras sales en la orina. Lo que hacen muchos equipos de osmosis es una remineralización posterior con una pequeña parte del agua de rechazo.

- **Instalar un equipo de ozono doméstico junto con un filtro de carbón activo.** El ozono es el único tipo de tratamiento, junto con el carbón activo, que elimina del agua ya potabilizada los restos de medicamentos, drogas, hormonas y otros tóxicos que quedan en pequeñas dosis en el agua del grifo. El equipo de ozono se instala en la cocina justo antes del grifo de agua de beber y con el sistema de filtración de carbón activo, en donde se retendrán las moléculas oxidadas por el ozono, así como el ozono excedente que no haya reaccionado con ningún compuesto del agua; de esta manera evitaremos ingerir ozono que pueda dañar nuestra flora intestinal. Si se instala en la entrada de agua del domicilio, tratará toda el agua de la casa, y entonces, al ser un agua tan limpia y sin cloro (se retiene en el filtro de carbón activo), facilitará la aparición de microorganismos en la calefacción de gas, la lavadora o el lavavajillas y puede acabar estropeándolos.

- **Instalar un filtro de carbono en la salida del grifo del agua de beber.** Esta opción es parecida a la de instalar un equipo de ozono en cuanto a obtener un agua de calidad, pero es más económica. Sin embargo, hay que tener en cuenta que se debe cambiar el filtro periódicamente y con mucha más asiduidad que con el sistema combinado, debido a que la cantidad de compuestos indeseables que retendrá es muy superior.

RECETAS
SALUDABLES

Desayunos y meriendas

BEBIDA DE AVENA CASERA

INGREDIENTES (PARA 1 LITRO)

- 100 g de copos de avena
- 800 ml de agua mineral sin gas (que no sea del grifo)
- 1 pizca de sal para realzar el sabor
- 1 cucharada de postre de semillas de sésamo (para añadir calcio)

PREPARACIÓN

Deja los copos de avena en remojo durante 30 minutos y enjuágalos.

Ponlos en una batidora de vaso americano, en un robot de cocina o, directamente, en el vaso de la batidora.

Añade el agua, la sal y el sésamo, y tritura bien.

Cuela la mezcla con una gasa o con una bolsa de filtrado y pon la bebida en una botella o bote de cristal en la nevera. Aguantará unos 3 o 4 días. Si te parece demasiado fuerte o densa, le puedes añadir más agua; y si te parece que está suave, la próxima vez añade más copos, hasta que encuentres la densidad que te guste.

Para endulzar puedes añadirle un poco de azúcar de xilitol antes de tomarla. Hay personas que recomiendan endulzar con dátiles, pero a mí me parece que queda demasiado dulce. Adáptala a tu gusto.

BEBIDA DE ALMENDRAS CASERA

INGREDIENTES (PARA 1 LITRO)

- 150 g de almendras crudas (si las compras con piel, tendrás que escaldarlas y pelarlas antes de elaborar la bebida)
- 800 ml de agua

PREPARACIÓN

Pon las almendras en remojo. Lo ideal es tenerlas 24 horas, cambiándoles el agua cada 8 horas, pero si logísticamente te resulta complicado, tenlas en remojo durante 8 horas.

Pasado este tiempo, escúrrelas, enjuágalas y ponlas en el vaso de batir, en el robot de cocina o en un vaso de batidora americana. Tritúralas.

Cuela la mezcla con una gasa o con una bolsa de filtrado y pon la bebida en una botella o bote de cristal en la nevera. Aguantará unos 3 o 4 días. Si te parece demasiado fuerte o densa, le puedes añadir más agua; y si te parece que está suave, la próxima vez añade más almendras, hasta que encuentres la densidad que te guste.

BEBIDA DE COCO CASERA

INGREDIENTES (PARA 1 LITRO)

- 200 g de coco rallado
- 800 ml de agua

PREPARACIÓN

Pon el coco en un bol de tipo ensaladera.

Calienta el agua sin que llegue a hervir. Cuando esté caliente, viértela sobre el coco.

Deja reposar durante 10 minutos para que el coco se hidrate bien.

Una vez hidratado el coco, pon la mezcla en un vaso de batir, un vaso americano o un robot de cocina. Tritura bien.

Cuela la mezcla con una gasa o con una bolsa de filtrado y pon la bebida en una botella o bote de cristal en la nevera. Aguantará unos 3 o 4 días. Si te parece demasiado fuerte o densa, le puedes añadir más agua y si te parece que está suave, la próxima vez añade más coco, hasta que encuentres la densidad que te guste.

> Con la pulpa sobrante de preparar cualquiera de estas tres bebidas vegetales caseras puedes hacer galletas o pasteles o añadirla a los batidos verdes.

LASSI DE MELÓN

INGREDIENTES (PARA 4 PERSONAS)

- 4 yogures de oveja
- 2 tajadas de melón sin semillas

PREPARACIÓN

Pon los yogures en un vaso de batir y añade el melón sin piel cortado en trocitos.

Bátelo y sírvelo. Ya está listo para disfrutar.

BLISS BALLS

Esta receta es para darte un capricho en fin de semana o un día de fiesta. Lleva dátiles, que tienen un índice glucémico alto, pero una carga glucémica media, ya que son ricos en fibra.

INGREDIENTES (PARA 12 BOLAS MEDIANAS)

- 1 taza de nueces de Brasil
- 1 taza de nueces pecanas
- 6 dátiles
- 2 cucharadas de aceite de coco líquido

PREPARACIÓN

Pon los frutos secos (sin remojar) dentro de un vaso de batir de esos que tienen la cuchilla en la parte de abajo (el que va mejor para esta receta es el que suele ir como accesorio de la batidora de mano). Tritúralos hasta que queden como una harina fina.

Añade los dátiles cortados en trozos y el aceite de coco. Tritúralo todo hasta que quede una masa. Ponla en un bol y resérvala en la nevera durante 30 minutos.

Pasado este tiempo, la masa ya estará lista para hacer las bolas. Cuanto más grandes las hagas, menos bolas saldrán; te recomiendo que las hagas del tamaño de dos garbanzos juntos para que sean más fáciles de comer.

Las *bliss balls* se pueden saborizar. Por ejemplo, si las quieres hacer de chocolate, añade dos cucharadas de cacao en polvo puro sin azúcar a la mezcla, cuando esté todo triturado, y, una vez hayas hecho las bolas, rebózalas en coco rallado para darles un toque extranavideño. Si las quieres hacer de té *matcha*, una vez hechas las bolas, rebózalas en té *matcha* en polvo y sírvelas inmediatamente; si las metes en la nevera, el té *matcha* perderá su precioso color verde y se volverán negras. Otras opciones saborizantes consisten en rebozar las bolas en semillas de sésamo, en una mezcla de semillas de girasol y de calabaza trituradas o en frambuesa liofilizada triturada.

MANZANA AL HORNO CON *TAHINI*

Esta receta tiene un poco de truco: si sufres estreñimiento, te convendrá comer la manzana con piel, ya que facilita el tránsito intestinal; pero si tienes diarrea, es mejor comerla pelada, porque estriñe.

INGREDIENTES (PARA 4 PERSONAS O 1 PERSONA 4 DÍAS)

- Manzanas de la variedad que más te gusten
- *Tahini* blanco sin sal (cuando lo compres, verás que tiene una capa de aceite en la parte superior; no la tires, mézclala con el *tahini* que hay debajo hasta que quede como una crema fina)

PREPARACIÓN

Según tu estado intestinal, te convendrá lavar y pelar las manzanas o solo lavarlas. Quítales el corazón y ponlas en una bandeja de cristal. Si se tiene diarrea, hornéalas sin piel; si se tiene estreñimiento, mejor con piel; si el estreñimiento es severo, descarta esta receta.

Añade una cucharada de postre de *tahini* blanco en el interior de cada manzana.

Hornea durante 25 minutos a 200 °C.

En la nevera estas manzanas aguantan 3 o 4 días.

BATIDO DE SEMILLAS DE CÁÑAMO

La semillas de cáñamo son muy ricas en proteínas. Se pueden añadir a cremas de verduras, yogures y batidos (como en esta receta) o se pueden comer solas. Este batido también es rico en calcio gracias a las almendras que lleva.

INGREDIENTES (PARA 1 PERSONA)

- 1 taza de arándanos frescos
- 1 taza de leche de almendras
- 1 dátil deshuesado (preferiblemente *medjool*)
- 1 cucharada sopera de aceite de coco
- 1 cucharada sopera de crema de almendras
- 1 cucharada sopera de semillas de cáñamo
- 1/4 de cucharadita de canela

PREPARACIÓN

Pon todos los ingredientes en el vaso de batir o en la batidora de mano y tritúralos hasta que quede una crema uniforme. Si quieres que el resultado sea un poco más líquido, agrega 1 o 2 cucharadas soperas de agua mineral para ajustar la consistencia.

Puedes añadir unas semillas de cáñamo antes de servir el batido o espolvorear un poco más de canela. Esto hará que sea más atractivo a la vista.

ARROZ CON LECHE

INGREDIENTES (PARA 4 PERSONAS)

- 100 g de arroz integral bio (lo utilizaremos blanco si hay diarrea)
- 1 rama de canela
- 1 limón
- 1 l de leche de arroz sin azúcares añadidos
- 1/2 l de agua
- 3 cucharadas soperas colmadas de azúcar de abedul
- Canela en polvo

PREPARACIÓN

Limpia bien el arroz y déjalo en remojo toda la noche. A la mañana siguiente enjuágalo y ponlo a hervir en un cazo con la leche de arroz, la rama de canela y la piel del limón (sin la parte blanca, para que no amargue).

Cuando hierva, diluye las tres cucharadas soperas de azúcar de abedul en el agua y añádelo al cazo.

Deja que hierva durante 20 minutos; lo puedes dejar hervir más tiempo si lo quieres más blando o menos tiempo si te gusta al dente.

Una vez esté listo, retira la canela y el limón y distribuye el arroz con leche en boles de cristal para que enfríe. Cuando esté frío, ponlo en la nevera; aguanta bien hasta 4 días.

Se puede tomar como desayuno, merienda o postre. En caso de estreñimiento, se puede añadir una cucharada sopera de semillas de lino molidas antes de servirlo, mezclándolo bien todo para facilitar el tránsito intestinal.

MOSH DEL SEMILLERO

Esta receta constituye un desayuno completo, rico en nutrientes y muy fácil de preparar, que resulta ideal para personas con estreñimiento (no lo tomes si tienes diarrea).

INGREDIENTES (PARA 1 PERSONA)

- 3 cucharadas soperas de copos de avena
- 1/2 cucharada de postre de panela (azúcar mascabado)
- Agua mineral natural
- Frutos secos
- Fruta fresca de temporada
- Semillas de lino o de chía molidas

PREPARACIÓN

Pon los copos de avena en una taza. Añade agua mineral natural hasta cubrirlos. Mezcla bien.

Añade el azúcar mascabado y vuelve a mezclar. Déjalo reposar toda la noche fuera de la nevera.

Por la mañana estará listo para comer. Solo falta que añadas un poco de frutos secos picados (nueces o almendras sin tostar) y la fruta fresca de temporada que te apetezca. Para un extra de fibra, agrega una cucharada sopera de semillas de lino o de chía molidas.

CHAI TEA LATTE

INGREDIENTES (PARA 4 PERSONAS)

- 1/2 l de agua
- 5 g de té negro
- 1 rama de canela
- 4 vainas de cardamomo
- 2 clavos aromáticos
- 2 granos de pimienta
- 2 estrellas de anís estrellado
- 1 cucharadita de nuez moscada en polvo
- Jengibre al gusto
- Leche vegetal de avena o de almendras sin azúcar añadido
- Azúcar de abedul

PREPARACIÓN

Pon el agua y las especias en un cazo y deja que hierva durante 5 minutos.

Pasado este tiempo, cuela el té. Llena media taza con el té y el resto con la leche vegetal previamente calentada.

Remueve y añade azúcar de abedul al gusto para endulzar.

ALMUERZOS Y CENAS

RICE AND BEANS CARIBEÑO

Esta receta es una forma divertida y sabrosa de comer alubias pintas (también puedes utilizar *azukis*) y leche de coco, que es muy rica en nutrientes y en grasa saludable.

INGREDIENTES (PARA 5 PERSONAS)

- 500 g de arroz integral crudo
- 540 g de *azukis* o de frijoles rojos
- 2 cucharadas de aceite de oliva virgen extra
- 1 cebolla picada
- 4 dientes de ajo picados
- 1/2 pimiento rojo picado
- 1 ramo de tomillo fresco
- 2 latas de leche de coco para cocinar
- 2 cucharaditas de sal

PREPARACIÓN

Pon el aceite de oliva virgen extra en una olla mediana. Saltea la cebolla, el ajo y el pimiento. Agrega el arroz y deja que se tueste un poco.

Añade los frijoles, el tomillo y la leche de coco. Agrega dos vasos grandes de agua mineral. Remueve.

Deja que se cocine todo hasta que veas que los frijoles están listos. ¡A disfrutar!

Al servirlo puedes añadirle un poco de salsa picante, pimienta molida o un chorrito de aceite de oliva virgen extra.

LENTEJAS CON FALSO CHORIZO

Uno de los alimentos que más nos cuesta dejar durante el cáncer son los embutidos, y las lentejas sin chorizo nos pueden parecer muy sosas. Con esta receta parecerá que se comen lentejas con chorizo, con todo el sabor que tanto gusta pero sin carne procesada.

INGREDIENTES (PARA 4 PERSONAS)

- 1 cebolleta
- 1 zanahoria grande
- 1 calabacín
- 1/2 cucharada sopera de pimentón dulce
- 3 dientes de ajo
- 2 hojas de laurel
- 350 g de lentejas (remojadas en agua la noche anterior)
- 125 g de arroz integral
- Aceite de oliva virgen extra

PREPARACIÓN

Pela y corta las verduras.

Dora los ajos con el aceite de oliva virgen extra a fuego lento. Cuando estén dorados, retíralos del fuego y deséchalos. Añade el pimentón dulce y remueve hasta que se mezcle bien con el aceite sin llegar a freírlo.

Pocha la cebolleta a fuego lento con el aceite de pimentón. Añade la zanahoria cortada en rodajas y el calabacín cortado en cuartos de rodaja.

Cuando esté todo pochado, añade las lentejas, el arroz y las hojas de laurel. Remueve y cubre con agua. Ponlo a hervir hasta que esté todo cocido en su punto.

FALAFELS

Receta típica de Oriente Medio, los falafels son unas albóndigas hechas con garbanzos; al llevar cilantro y cebolla tierna, son refrescantes.

INGREDIENTES (PARA 18 FALAFELS)

- 1 taza de garbanzos cocidos, remojados en agua desde la noche anterior (unos 180 g)
- 2 dientes de ajo
- 1/2 cebolla tierna picada
- 1/2 taza de perejil fresco (15 g)
- 1/4 de taza de cilantro fresco (15 g)
- 1 cucharadita de comino en polvo
- 1 cucharadita de sal
- ½ cucharadita de pimienta negra molida

Para la salsa de yogur

- 125 ml de yogur de oveja
- 1 cucharada de aceite de oliva virgen extra
- 2 cucharadas de zumo de limón
- 1 cucharadita de menta fresca picada muy pequeña
- 2 dientes de ajo muy picados (quítales el germen para que no repitan)
- 1 pizca de sal marina
- Pimienta al gusto

PREPARACIÓN

Tritura los garbanzos cocidos con la batidora, el procesador de alimentos o el robot de cocina, junto con el resto de ingredientes, hasta que esté todo bien integrado.

Toma un poco de esta masa y haz bolitas (las puedes hacer redondas o aplastadas).

Precalienta el horno a 200 °C y hornea las bolitas durante 15 minutos por cada lado.

Puedes servir los falafels con salsa de yogur, que se elabora mezclando todos los ingredientes a mano; si no tienes con qué picarlos, utiliza la batidora, y la salsa estará lista para tomar.

GERMINADOS DE BRÓCOLI

Para esta receta necesitarás un bote de cristal con tapa, una gasa y una goma.

INGREDIENTES (PARA 1 PERSONA 1 SEMANA)

- Semillas de brócoli (las puedes comprar en tiendas de dietética o en herbolarios)

PREPARACIÓN

Pon dos cucharadas soperas de semillas de brócoli en un bote de cristal, como el de las legumbres cocidas, por ejemplo.

Cúbrelas con agua, pon la gasa alrededor del cuello (como si fuera la tapa) y fíjala con la goma.

Deja las semillas en remojo durante toda la noche.

A la mañana siguiente, sin quitar la gasa, escurre el agua y enjuaga las semillas. Deja reposar el bote boca abajo, recostado en un soporte o en un escurreplatos, de forma que esté un poco inclinado y las semillas puedan respirar.

A partir de este momento tendrás que enjuagar las semillas cada 12 horas (por la mañana y por la noche). Después de cada enjuague deja el bote boca abajo para que pierda el agua y no se pudran las semillas.

Al cabo de dos o tres días verás cómo sale un tallito verde oscuro de la semilla. Eso es el germinado y señal de que lo estás haciendo bien.

Sigue enjuagando las semillas mañana y noche hasta que les salga el tallo de color blanco y se formen dos pequeñas hojas en el extremo.

Si en algún momento del proceso tienes que ausentarte de casa durante un par o tres de días, enjuaga las semillas, escúrrelas bien y deja el bote en la nevera; aguantará hasta que vuelvas y puedas seguir con el proceso.

Cuando las semillas hayan acabado de germinar (es decir, cuando el tallo tenga 2 o 3 cm con la hojita verde), enjuaga, retira el agua y pon los germinados en la nevera. Aunque se conservan bien en el frigorífico durante una semana, los comerás antes.

CEVICHE DE COLES

Esta receta no está indicada en caso de llagas en la boca (el limón del ceviche escuece) o descomposición (las coles son ricas en fibra, y ello incrementa la frecuencia de las deposiciones).

INGREDIENTES (PARA 2 PERSONAS)

- 1 trozo de col blanca (aprox. 1/16 parte)
- 1 trozo de col lombarda (aprox. 1/16 parte)
- 1 trozo de col verde (aprox. 1/16 parte)
- 2 limones
- Pimienta

PREPARACIÓN

Corta las coles en trozos pequeños y ponlos en un bol.

Exprime los limones y añade el zumo al bol. Mezcla bien.

Deja reposar durante 30 minutos, dándole vueltas con una cuchara cada 10 minutos.

Añade pimienta al gusto, mezcla de nuevo y ¡listo para comer!

CHIPS DE *KALE*

Esta es una de mis recetas favoritas porque su sabor me recuerda mucho a un plato que preparaba mi madre cuando yo era pequeña y me transporta a mi infancia. Estas chips están especialmente recomendadas si se sufre estreñimiento, ya que son muy ricas en fibra.

INGREDIENTES (PARA 4 PERSONAS O 1 PERSONA 4 DÍAS)

- 1 manojo de col *kale*
- 110 g de anacardos (remojados en agua durante 6 horas)
- 1 pimiento rojo pequeño o 1/2 pimiento rojo grande
- 1 chorrito de aceite de oliva virgen extra
- 1 pizca de sal
- Pimienta

PREPARACIÓN

Limpia la *kale*. Si la kale no es de cultivo ecológico, puedes eliminar los pesticidas siguiendo los consejos que te damos en la página 45. Elimina el tallo y corta las hojas en trozos no más grandes de 5 cm.

Limpia el pimiento rojo, quítale las semillas y córtalo en trozos.

Pon en el vaso de la batidora los anacardos previamente remojados, el pimiento rojo, el aceite de oliva virgen extra, la sal y pimienta al gusto, y tritura. Obtendrás una crema de color rosado oscuro.

Pon la *kale* en una ensaladera grande y añade la crema; mézclalo todo dándole vueltas con la mano hasta que la crema se extienda bien por todas las hojas de *kale*.

Coloca las hojas encima de un papel de hornear, bien esparcidas, sin que queden apelotonadas. Hornéalas a la mínima temperatura que puedas (entre 40 y 50 °C) durante 12 horas (gasta igual que una bombilla).

Cuando estén crujientes, sácalas del horno y deja que se enfríen un rato a temperatura ambiente. Luego, mételas en un tarro de vidrio y ciérralo con la tapa para que no se humedezcan. ¡Que disfrutes estas chips!

ENSALADA CON CLARA DE HUEVO

INGREDIENTES (PARA 1 PERSONA)

- 1 puñado de canónigos
- 1 cucharada sopera de pipas de calabaza tostadas en casa sin aceite
- 1 puñado de frambuesas
- 2 claras de huevo cocidas cortadas en trozos
- 1 puñado de germinados de brócoli

PREPARACIÓN

Lava los canónigos, escúrrelos y ponlos en un plato hondo.

Pon una sartén a calentar al fuego. Sin añadir aceite de ningún tipo, pon las pipas de calabaza en la sartén y remueve de vez en cuando. Verás que pasados un par de minutos empiezan a hacer un ruidito parecido al de las palomitas pero sin explotar, solo se hinchan un poco. Cuando la mayoría estén hinchadas, apaga el fuego y añádelas al plato de los canónigos. Puedes tostar más cantidad y guardarlas en un bote de cristal en un armario; aguantan varias semanas.

Lava las frambuesas y colócalas en el plato.

Hierve los huevos en agua durante 8 minutos. Pasado este tiempo, retíralos del fuego y espera a que enfríen. Pélalos. Separa la clara de la yema. Trocea la clara sobre la ensalada.

Para terminar añade un puñado de germinados de brócoli a la ensalada y alíñala con aceite de oliva virgen extra y un poco de vinagre de umeboshi.

SOPA DE CEBOLLA

INGREDIENTES (PARA 4 PERSONAS O PARA 4 DÍAS 1 PERSONA)

- 4 cebollas medianas
- 1 l de caldo vegetal

PREPARACIÓN

Pela y corta la cebolla en juliana.

Pon una olla en el fuego con un chorrito de aceite de oliva y espera a que se caliente ligeramente. Añade la cebolla y remueve un poco. Baja el fuego al mínimo y tapa la olla.

Ve vigilando y removiendo de vez en cuando. Cuando veas que la cebolla está empezando a volverse transparente, añade el caldo de verdura casero (se puede hacer hirviendo un puerro, una cebolla, una zanahoria, un trozo de apio y un trozo de col).

Deja hervir durante 10 minutos y ya estará lista para comer.

Puedes añadirle pimienta molida, hierbas provenzales o algún otro tipo de especia o hierba aromática que le guste al paciente para hacerla más agradable. También puedes añadir dos claras de huevo cuando pongas el caldo vegetal; así se hierve todo junto y tienes un aporte extra de proteína.

BOQUERONES AL HORNO

INGREDIENTES (PARA 4 PERSONAS)

- 600 g de boquerones limpios, sin cabeza ni tripas
- 1 cebolla grande
- 4 o 5 tomates pelados y sin semillas
- 2-4 dientes de ajo
- 2 ramitas de tomillo fresco o 2 pizcas de tomillo seco
- 1 o 2 hojas de laurel
- 1 pizca de sal
- Aceite de oliva virgen extra

PREPARACIÓN

Pela los tomates y quítales las semillas. Elimina el germen de los ajos para que no repitan. Pica la cebolla, el ajo y el tomate.

Pocha la cebolla y el ajo en una sartén con un poco de aceite de oliva virgen extra. Si echas un poco de sal a la cebolla y la cocinas tapada a fuego lento, suelta agua y no se pega ni se quema. Añade el laurel y el tomillo. Remueve y vuelve a tapar.

Agrega el tomate troceado, remueve y tapa. Deja que cocine a fuego lento durante 5 o 10 minutos (según qué tipo de fuego utilices tardará más o menos tiempo). Retira las hojas de laurel y el tomillo en rama.

Coloca la mitad del pochado de cebolla, ajo y tomate en una fuente. Sala los boquerones y ponlos encima. Luego vierte el resto de las verduras.

Hornea durante 40 minutos a 80 °C para que no se destruya el omega-3 (si se hornea a más de 100 °C, se degrada).

PECHUGA DE POLLO SALTEADA CON SETAS

Esta es la receta que cocinaba siempre que venían a casa amigos a cenar en mi época universitaria. El pollo queda muy tierno cocinado así, con la salsa, y es muy aromático.

INGREDIENTES (PARA 4 PERSONAS)
- 2 pechugas de pollo ecológico
- 1 cebolla
- 200 g de champiñones ecológicos (son de un color gris oscuro)
- 200 ml de crema de cocinar de avena (la encontrarás en tiendas de alimentación y tiene un sabor muy similar al de la nata líquida)
- 1 pizca de sal
- Pimienta
- Aceite de oliva virgen extra

PREPARACIÓN

Limpia las pechugas de pollo y córtalas en dados.

Pela y pica la cebolla. Ponla en una sartén con un poco de aceite de oliva virgen extra y póchala.

Mientras tanto limpia y lamina las setas.

Cuando la cebolla esté pochada, añade las setas. Agrega el pollo y cocínalo a baja temperatura, para que quede más tierno. Ponle una pizca de sal (no mucha) y pimienta al gusto.

Cuando el pollo esté cocinado, añade la crema de avena y remueve bien. Deja que se cocine todo a fuego lento durante unos 5 minutos y ya estará listo para comer.

FALSO CUSCÚS DE MIJO CON MENTA Y MANGO

INGREDIENTES (PARA 2 PERSONAS)

- 100 g de mijo lavado y remojado durante 8 horas
- 200 ml de caldo de verduras casero (también se puede utilizar agua)
- 1 mango maduro
- 10 hojas de menta
- 1 pizca de sal
- Aceite de oliva virgen extra

PREPARACIÓN

Pon el mijo en un cazo al fuego y añade caldo de verduras o agua hasta que lo cubra. Remueve sin parar con una cuchara de madera para que vaya absorbiendo el caldo por igual. Cuando te vayas a quedar sin líquido, añade un poco más de caldo, poco a poco.

Por otra parte, pela el mango y córtalo en dados pequeños, de 1 × 1 cm. Pica la menta. En un bol mezcla el mango con la menta y el aceite de oliva virgen extra. Añade una pizca de sal y remueve. Ponlo en la nevera a macerar.

Cuando el cuscús esté listo y frío, sírvelo en un plato y vierte por encima un poco de la salsa de mango con menta.

GARBANZOS ESPECIADOS

INGREDIENTES (PARA 4 PERSONAS)

- 3 tazas de garbanzos cocidos
- Pimienta negra
- Pimentón dulce (o picante si lo prefieres)
- Ajo en polvo
- Jengibre en polvo
- Aceite de oliva virgen extra

PREPARACIÓN

Pon dos cucharadas soperas de aceite de oliva virgen extra en una taza y añade las especias. Remueve bien.

Coloca los garbanzos en una fuente y añade el aceite especiado. Mezcla bien para que todo quede integrado.

Pon un papel de hornear en una bandeja de horno y esparce bien los garbanzos. Hornéalos durante 10 minutos a 180 °C.

Deja que se enfríen y ya estarán listos para comer. Si te sobran algunos garbanzos, guárdalos en un bote de cristal bien tapado.

FALSAS PATATAS FRITAS DE BONIATO

INGREDIENTES (PARA 2 PERSONAS)

- 2 boniatos medianos
- 1/2 cucharadita de pimienta negra molida
- 1/2 cucharadita de ajo en polvo
- 1/2 cucharadita de jengibre en polvo
- 1/2 cucharadita de curry
- 1/2 cucharadita de tomillo seco
- 1/2 cucharadita de sal
- 2 cucharadas soperas de aceite de oliva virgen extra

PREPARACIÓN

Pela los boniatos, límpialos y córtalos en forma de palitos (como las patatas fritas). Resérvalos dentro de una ensaladera.

En una taza mezcla las diferentes especies con la sal y, al final, añade el aceite de oliva virgen extra. Remueve bien.

Vierte el aceite especiado sobre los bastones de boniato y remueve bien hasta que queden todos impregnados.

Pon un papel de hornear en un bandeja y extiende bien el boniato.

Hornéalo durante 20-25 minutos a 200 °C. El tiempo de cocción dependerá del tamaño al que hayas cortado el boniato. ¡Listo para comer!

ENSALADA CON QUESO DE CABRA

INGREDIENTES (PARA 4 PERSONAS)

- 1 lechuga
- 3 tomates de temporada
- 2 zanahorias
- 1 puñado de nueces
- 1 cucharada sopera de pasas
- 1 cucharada sopera de pipas de calabaza tostadas en casa
- 2 rodajas de queso de cabra en rulo
- Aceite de oliva virgen extra
- Vinagre de **umeboshi** o de manzana

PREPARACIÓN

Lava bien la lechuga para retirarle toda la arena (si es ecológica, tendrá arena). Ponla en la ensaladera.

Lava y corta los tomates a tu gusto. Añádelos a la ensaladera.

Lava, pela y corta las zanahorias; las puedes cortar en rodajas o bastones, como prefieras, pero si quieres darles un toque distinto, lamínalas con el pelador. Añádelas a la ensaladera y remueve con dos cucharas para que se mezclen bien todos los elementos.

Toma un puñado de nueces y córtalas en trocitos. Agrégalos a la ensaladera.

Añade las pasas y las pipas de calabaza que habrás tostado en casa en una sartén sin aceite.

Corta cada rodaja de queso de cabra en 4 trozos y añádelos a la ensaladera. Remueve bien todo. Cuando sirvas la ensalada, asegúrate de que cada comensal tiene dos trozos de queso.

Deja que cada comensal la aliñe a su gusto con aceite de oliva virgen extra y vinagre de umeboshi o de manzana.

ARROZ INTEGRAL CON AGUACATE Y PASTA DE UMEBOSHI

INGREDIENTES (PARA 4 PERSONAS)

- 8 cuchadas soperas de arroz integral
- 2 aguacates maduros
- 4 cucharadas de postre rasas de pasta de umeboshi
- Aceite de oliva virgen extra

PREPARACIÓN

Enjuaga bien el arroz y déjalo en remojo toda la noche. Por la mañana escúrrelo, enjuágalo y hiérvelo durante 20-30 minutos, hasta que tenga el punto de cocción deseado.

Pela los aguacates, trocéalos y repártelos en los platos (cada comensal debe tener medio aguacate).

Distribuye el arroz en los platos y remueve.

Pon una cucharada de postre rasa de umeboshi en cada plato y remueve.

Añade un chorrito de aceite de oliva virgen extra por encima. ¡Listo para comer!

3

EJERCICIO Y CÁNCER

¿POR QUÉ ES IMPORTANTE HACER EJERCICIO FÍSICO?

Es más que probable que a tu ser querido con cáncer no le apetezca en absoluto hacer ejercicio físico. Si llevaba una vida sedentaria antes del diagnóstico, seguramente no querrá empezar a hacer ejercicio ahora. Y si hacía ejercicio físico antes, puede que el estrés que le ha supuesto el diagnóstico de la enfermedad le haya quitado las ganas de seguir haciéndolo.

Es importante saber que se ha demostrado científicamente que el ejercicio físico reporta múltiples beneficios a los pacientes oncológicos. En la web de la Sociedad Americana del Cáncer (www.cancer.org) hay un listado con los beneficios que proporciona la actividad física en los pacientes oncológicos. En todo caso, merece la pena tenerlos en mente para así intentar animar a nuestro ser querido a practicar algún tipo de ejercicio físico. Te resumo los principales beneficios en el siguiente recuadro.

Beneficios de la actividad física en pacientes de cáncer

➡ Mantiene o mejora las habilidades físicas (mantiene tu independencia física: si realizas ejercicio serás más capaz de valerte por ti mismo).

➡ Mejora el equilibrio y reduce el riesgo de caídas y fracturas de huesos.

➡ Evita que los músculos se debiliten por la inactividad.

➡ Reduce el riesgo de sufrir una enfermedad cardíaca.

➡ Disminuye el riesgo de osteoporosis (los huesos débiles que tienen más probabilidades de romperse).

➡ Mejora el flujo sanguíneo a las piernas y reduce el riesgo de coágulos sanguíneos.

➡ Permite que el paciente sea menos dependiente de otras personas para el desarrollo de las actividades normales de la vida diaria.

➡ Mejora la autoestima.

➡ Reduce el riesgo de estar ansioso y deprimido.

➡ Disminuye las náuseas.

➡ Mejora la capacidad para mantener contactos sociales.

➡ Disminuye los síntomas de cansancio (fatiga).

➡ Ayuda a controlar el peso.

➡ Mejora la calidad de vida.

Además, según una revisión sistemática de estudios científicos[14] sobre ejercicio físico y cáncer realizados entre 2005 y 2017, hacer ejercicio físico moderado o intenso ofrece múltiples beneficios a los pacientes: menos efectos secundarios de los tratamientos, disminuye la ansiedad, facilita el descanso nocturno, mejora el tránsito intestinal, entre otros. Si el ejercicio físico era suave, no ofrecía tantos beneficios. En esta revisión también se expuso que el ejercicio físico supervisado por un entrenador ofrecía más beneficios que el que no estaba supervisado.

Así pues, no se trata solo de salir a dar un paseo cada día sino, por ejemplo, de salir a andar a paso ligero con intervalos de subida y llano para terminar con la sensación de haber hecho, realmente, ejercicio físico. Además se debería hacer entreno de fuerza cada semana para trabajar los músculos.

En 2018 la Sociedad Australiana del Cáncer[15] publicó un documento en el que se afirma que la actividad física debería formar parte de los tratamientos contra el cáncer. Según este documento, todos los pacientes deberían hacer ejercicio físico, en función de sus posibilidades, lo que significa que deberían empezar a hacerlo y, poco a poco, ir aumentando la intensidad hasta llegar al objetivo que recomienda la OMS de 300 minutos de ejercicio moderado a la semana (equivaldrían a unos 45 minutos al día) o 150 minutos de ejercicio físico intenso.

La Sociedad Australiana del Cáncer también recomienda realizar ejercicios de resistencia, como por ejemplo levantamiento de pesas, dos o tres veces por semana.

Lo ideal es contar con un especialista en ejercicio físico y cáncer (un preparador físico CAFD o un fisioterapeuta bien formados) que guíe al paciente y le indique qué ejercicio físico hacer en cada momento. Así se podrá ir subiendo la intensidad a medida que el paciente vaya ganando fuerza.

¿QUÉ PUEDES HACER SI TU SER QUERIDO NO QUIERE LEVANTARSE DEL SOFÁ?

Es una reacción bastante frecuente por parte de los pacientes con cáncer no querer moverse mucho. El *shock* emocional y el estrés que les genera el diagnóstico de la enfermedad puede sumirlos en un estado de apatía que les lleve a no querer levantarse del sofá salvo cuando es estrictamente necesario.

Puedes ayudar a tu ser querido acompañándole a dar un paseo a un sitio que le guste: al centro de la ciudad, a un parque, a las afueras de vuestro pueblo o a donde le apetezca. Si tiene compañía le será más fácil salir de casa.

Otra opción sería contactar con algún amigo o amiga para que lo acompañe a dar un paseo. Durante ese tiempo no tienen por qué hablar de la enfermedad ni de los tratamientos si el paciente no saca el tema. Pueden hablar de aficiones y gustos comunes, de películas o series que hayan visto recientemente, de libros que hayan leído, etc.

¿QUÉ TIPO DE EJERCICIO FÍSICO SE PUEDE HACER CUANDO SE ESTÁ AGOTADO?

Los tratamientos para el cáncer suelen producir cansancio en muchos pacientes, un cansancio que en ocasiones les permite poco movimiento, y, en consecuencia, no se verán capaces de salir a la calle. Puede parecer una contradicción, pero se ha demostrado científicamente que el ejercicio físico mejora los niveles de energía en los pacientes oncológicos. En un estudio científico[16] de cuatro años de duración realizado con pacientes con cáncer se vio que aquellos que hacían ejercicio físico sufrían menos astenia (cansancio) como efecto secundario que los que no lo realizaban.

Cuando se está en este punto de cansancio tan extremo, lo más aconsejable es empezar a hacer un poco de ejercicio que facilite la movilidad del paciente y se adapte a sus posibilidades. El *chi kung* es un tipo de ejercicio que consta de movimientos suaves que se puede hacer incluso estando sentado en una silla. Esta serie de movimientos ayudan a trabajar y movilizar parte de la musculatura del paciente y hacen que gane energía suficiente para sentirse más autónomo. Buscando en YouTube «Chi kung sentado» se encuentran varios vídeos que muestran ejercicios para hacer sentados.

Otro tipo de ejercicio físico que puede ir bien cuando se está en este estado es el yoga restaurativo o yin yoga. Se trata de clases de yoga muy suaves, en las que se está en la misma postura durante varios minutos y que ayudan a ganar energía. También puedes encontrar clases de yoga restaurativo en YouTube. Míralas antes de recomendárselas a tu ser querido por si hay alguna postura que no pueda hacer; de ser así, la podéis saltar. Si te unes a tu ser querido haciendo *chi kung* o yoga, le será más fácil animarse a practicarlos.

4

EMOCIONES
Y CÁNCER

La gestión emocional es uno de los temas a los que no se presta mucha atención durante el cáncer. Cuando a mi padre se lo diagnosticaron, nadie nos habló de la importancia de que fuera al psicooncólogo para poner orden a las emociones que la enfermedad le había despertado. Cuando mi madre enfermó, le pregunté al oncólogo si podría recibir atención por parte de un psicooncólogo y él me contestó que sí, que podíamos pedir cita, pero que debíamos saber que el Servicio de Psicooncología estaba saturado y que para cuando se la dieran ya habría fallecido. Me quedé helada.

El cáncer es una enfermedad que, desde el momento del diagnóstico, despierta toda una serie de emociones que ni los pacientes ni los cuidadores saben gestionar. Algunos sienten miedo; otros, rabia; otros, frustración, culpa... Cada cual siente algo distinto. Y acudir a un profesional de la salud que nos ayude a poner en orden todas estas emociones es básico. También nos ayudará a estar más fuertes emocionalmente y gracias a ello nos sentiremos más fuertes también físicamente.

Hay muchos estudios científicos que han demostrado el impacto que la gestión de las emociones tiene en el cáncer e incluso hay revisiones sistemáticas de estudios científicos[17, 18] en que se ha demostrado que cuando mejora la gestión del estrés, se alarga la supervivencia.

No es fácil gestionar el estrés. En cambio, sí lo es decir «No pienses en ello», «No te pongas nervioso/a», «Todo irá bien, ya verás», «Tampoco es para tanto», etc. También es fácil aparentar que todo va bien, mientras la procesión va por dentro.

No obstante, resulta indispensable realizar una correcta gestión del estrés, la cual es como un pez que se muerde la cola: cuanto mejor gestiones tú el estrés, más tranquilo estará el paciente; y cuanto mejor gestione el paciente el estrés, más tranquilo estarás tú. Para conseguirlo tenéis diferentes herramientas, de las que hablaremos a continuación.

PSICOONCÓLOGO

Al psicooncólogo puede acudir tanto el paciente como su cuidador. De hecho, sería aconsejable que los dos fueran por separado en el momento del diagnóstico para poner orden a las emociones que les ha despertado la enfermedad.

Podéis acudir a una consulta privada (puedes enviarme un *e-mail* para que os recomiende algún psicooncólogo), dirigiros a alguna asociación contra el cáncer que haya en vuestra población o cerca que ofrezca este servicio, o pedir cita en el Servicio de Psicooncología de vuestro hospital.

MEDITAR

Se ha demostrado científicamente[19] que la meditación es una práctica que reporta beneficios a los pacientes en todo lo relacionado con la gestión del estrés. La meditación *mindfulness*, una técnica de gestión del estrés de origen budista, consiste en vivir en el momento presente sin juzgar lo que pasa. Normalmente se medita 10 minutos por la mañana y 10 más por la noche antes de acostarse, aunque los meditadores avanzados lo hacen una hora por la mañana y otra por la noche. De todos modos, lo ideal es vivir en un estado meditativo, estar siempre presentes en el momento actual sin pensar en lo que ocurrió en el pasado ni en lo que puede pasar en un futuro: vivir el momento presente sin juzgar lo que nos está pasando. Para llegar a ese punto debes practicar cada día y ser consciente de tus pensamientos. Cuando veas que te vas hacia delante o hacia atrás, cierra los ojos y respira profundamente tres veces, concentrándote en cómo el aire entra y sale de tus pulmones. Es un ejercicio sencillo que ayuda a disminuir la ansiedad.

Si no has meditado nunca, puedes descargarte la aplicación gratuita Mi Yo Ahora, que cuenta con meditaciones sencillas de hacer, y si eres paciente te recomiendo la aplicación Mi Momento. Ambas fueron creadas por iniciativa de Amgen, un laboratorio farmacéutico que desarrolla fármacos para el tratamiento del cáncer.

YOGA

El yoga es una técnica de cuerpo y mente, lo que significa que tiene impacto sobre nuestro cuerpo y nuestra mente: mientras trabajamos el cuerpo, realizando suaves ejercicios (llamados asanas), calmamos la mente. Hay muchos tipos de yoga, algunos más intensos físicamente que otros, pero el más conveniente en casos de cáncer es el yin yoga o yoga restaurativo. Las posturas son suaves, se estira el cuerpo y se recarga energía. Algunas asociaciones contra el cáncer ofrecen clases de yoga gratuitas. Si no hay ninguna en tu localidad, puedes buscar clases en alguna academia privada. También puedes hacer yoga on-line.

CHI KUNG (QIGONG)

El chi kung (escrito qigong originalmente) es otra técnica de cuerpo-mente que nos ofrece los mismos beneficios que el yoga. Mientras trabajamos el cuerpo con suaves movimientos, calmamos la mente y cultivamos nuestra energía interior. Cuando realizamos los movimientos debemos sincronizarlos con nuestra respiración. No es habitual que las asociaciones contra el cáncer ofrezcan clases de chi kung, pero puedes preguntar en la que haya en tu localidad o cerca. Si no encuentras ninguna asociación ni ningún centro que lo ofrezca, en YouTube encontrarás clases grabadas. Escribe en el buscador de vídeos «Qigong 8 joyas». En los vídeos siempre se ofrecen indicaciones de cuándo tomar aire y cuándo soltarlo, y es importante seguirlas. También podrás encontrar clases de *qigong* y cáncer. No fuerces los movimientos, llega solo hasta donde puedas. Recuerda que no se trata de una competición, que lo haces para sentirte mejor.

ESCUCHAR MÚSICA

En numerosos estudios científicos se han demostrado los beneficios que escuchar música reporta a los pacientes con cáncer. Incluso hay metaanálisis (es decir, revisiones de muchos estudios) que han concluido que la música ayuda a disminuir la ansiedad[20] y el dolor[21] en pacientes oncológicos. También puede ayudarte a ti a relajarte. Si te apetece, al escuchar música, ponte a bailar. Siente el ritmo, siente la música, muévete libremente. No te preocupes por si bailas bien o no, por la coordinación, el ritmo o los movimientos. Piensa que nadie está mirando y puedes dejar que tu cuerpo exprese lo que necesite expresar.

HAZ ALGO QUE TE GUSTE CADA DÍA

¿Te has fijado alguna vez en que los niños juegan cada día? ¿Y ríen? A medida que vamos creciendo dejamos de jugar. El juego nos conecta con nosotros mismos, nos relaja, nos ayuda a estar más tranquilos. En el juego tienes otra herramienta para gestionar mejor el estrés. Tanto si se trata de jugar al parchís o a las cartas como si se trata de tejer, hacer ganchillo, pintar, arreglar las plantas, cocinar un plato nuevo..., lo que sea que te guste y disfrutes haciendo. Lo que te relaje, hazlo cada día.

CÓMO ACOMPAÑAR A UN PACIENTE CON CÁNCER

Si hay algo difícil de hacer en esta vida es acompañar a alguien que sufre. No sabemos hacerlo. No nos enseñan a hacerlo. Y el cáncer representa un diagnóstico tan aterrador que tanto el paciente como sus seres queridos se bloquean. A continuación te ofrezco algunos consejos que te pueden ser útiles para acompañar a tu ser querido durante la enfermedad.

Consejos para acompañar a un paciente durante el cáncer

➡ **No preguntes «¿Cómo estás?», sino «¿Cómo va todo?».** Es una pregunta más abierta que da pie a que te hable de otras cosas de su vida que no sean su enfermedad.

➡ **Sé cariñoso.** Salúdale siempre con un beso y/o un abrazo, utiliza palabras amables y evita las críticas.

➡ **No compartas historias de otros pacientes.** Ni positivas ni negativas; las positivas pueden poner presión al paciente y las negativas pueden asustarle o deprimirle.

➡ **Organiza un plan divertido para el fin de semana.** Podría tratarse de una escapada a la playa o una excursión a la montaña.

➡ **Pregunta «¿Puedo ayudarte en tu día a día?».** Ofrécete para llevar a los niños al cole o a extraescolares, para recogerlos o para quedártelos algún fin de semana si esa persona no se encuentra bien. También puedes ir a recoger un paquete a Correos o hacer cualquier otra gestión que necesite.

➡ **Cocínale algo, si te apetece.** Cocina y llévale algo de comer saludable y que sepas que le guste. Encontrarás recetas saludables en la web de la Asociación de Oncología Integrativa (www.oncologiaintegrativa.org).

➡ **Ayúdale con las tareas del hogar.** A pasar el aspirador, recoger la cocina, ir a comprar al mercado, hacer la colada, ordenar armarios, etc., lo que te apetezca y veas que puede ser de ayuda.

→ **No le agobies con tus problemas.** Explícale cosas de tu día a día, pero no le agobies con tus problemas. Aparcar el tema del cáncer por un rato y pensar en otras cosas le irá bien.

→ **Escúchale y no le juzgues.** Si quiere hablar de su enfermedad, escúchale. No le juzgues, no le des ánimos, no le digas que todo irá bien, ni que tiene que ser fuerte. Escúchale, tómale la mano, abrázale y, si se tercia, llorad juntos.

→ **Tarde de cine.** Organiza una tarde de cine para ver juntos una película que le apetezca. Si no quiere salir, podéis mirar una en la televisión.

→ **Si llora, abrázale.** Si en algún momento se emociona y rompe a llorar, abrázale. Parece obvio, pero el propio bloqueo que nos genera la enfermedad puede hacer que nos olvidemos de ello.

→ **Practica la empatía.** La empatía es una habilidad que se puede entrenar. Consiste en ponerse en el lugar del otro para entender por qué actúa como actúa y por qué dice lo que dice. Para ello tenemos que hacer tres cosas: en primer lugar, escuchar de forma activa, es decir, escuchar lo que nos dice nuestro ser querido sin pensar, mientras habla, en lo que le contestaremos; en segundo lugar, hay que evitar extraer conclusiones precipitadas, interrumpir al otro cuando habla y decir «Tu problema es que...»; y, por último, debemos hacer preguntas pertinentes, preguntar pidiendo más información para asegurarnos de haber entendido perfectamente lo que la otra persona quiere decir. La verdadera empatía hace que el otro se sienta apoyado sin sentirse juzgado ya que entendemos totalmente su punto de vista.

El cáncer es una etapa de nuestra vida, pero no nos define como personas. Se trata de un proceso que estamos pasando, y que podríamos comparar con un viaje, un viaje que no es de placer, pero que, como todos los viajes, tiene un principio y un final. Y, del mismo modo que no nos iríamos de viaje con cualquiera, necesitamos un buen equipo a nuestro lado. La persona más importante de este equipo, para el paciente, es su cuidador o cuidadora, pues es quien le va a acompañar durante todo el proceso y en quien se va a apoyar emocionalmente. A veces puede que también seas su *punching mat*, su saco de boxeo, y que te caiga algún comentario fuera de tono o brusco derivado del estado nervioso en el que se encuentra el paciente. No te enfrentes, no se lo reproches. Respira. Y si la situación te supera, sal de donde estés y vete a otro espacio de la casa. Enfrentarte y acabar discutiendo no os hará ningún bien a ninguno de los dos.

SUGERENCIAS PARA LOS PACIENTES

Si eres paciente y a la vez cuidador de ti mismo, estas sugerencias son para ti. Se trata de sugerencias, es decir, consejos que puedes aplicar, o no, en tu día a día durante la enfermedad, pero no indicaciones que debas seguir obligatoriamente. Tu vida es tuya. Haz solo aquello que te resuene. Aquello que te parezca bien. Aquello con lo que te sientas cómodo o cómoda.

Sugerencias para los pacientes durante el cáncer

➡ **Busca apoyo.** Quizás en tu círculo cercano haya alguien que sea sanitario de profesión o que entienda la jerga médica y te pueda ayudar a interpretar correctamente los informes médicos y lo que te dice tu oncólogo; si es así, contacta con esta persona y pídele apoyo. También es interesante que decidas qué personas de tu círculo familiar o de amigos te gustaría que, cuando te encuentres mal, se encargaran de hacer la compra, ayudarte en casa, cocinar para ti, llevar a los niños al cole, recogerlos, etc. Si decides hacerlo y se lo explicas a las personas implicadas, te será más fácil tener ayuda cuando la necesites. Prepara una lista con sus nombres, teléfonos y tareas, y cuélgala en un lugar visible para recurrir a ella cuando necesites pedir ayuda. Te sorprenderá lo dispuesta que está la gente a ayudarte.

- **Busca una segunda opinión.** El cáncer es una enfermedad muy compleja y requiere que tengas confianza plena en el equipo que te trata. Pregúntate: «¿Confío en mi equipo médico?». Si la respuesta no es un sí rotundo, busca una segunda opinión.

- **Tómate tu tiempo.** No tomes ninguna decisión precipitada. Si te proponen algo que no te convence o que no te apetece (por ejemplo, un plan para el fin de semana), pide tiempo para pensártelo. Consultándolo con la almohada al día siguiente lo verás más claro.

- **Cambia tu alimentación.** Somos lo que comemos, y comer de forma saludable aportará a tus células los nutrientes que necesitan para funcionar correctamente. Además, la alimentación saludable te ayudará a mejorar tu estado de ánimo, a dormir mejor y a sentirte más fuerte tanto física como emocionalmente. Hay que tener en cuenta que hay algunas frutas y verduras que llevan más pesticidas que otras y sería conveniente que supieras cuáles son para decidir cuáles compras de cultivo ecológico y cuáles no (encontrarás un listado en el capítulo 2, dedicado a la alimentación).

- **Conecta con tu niño interior.** El niño o la niña que fuimos sigue ahí, dentro de nosotros, esperando a que volvamos a conectar con él o con ella. Juega, ríe, baila, canta, pinta, haz algo que te guste cada día. Si te fijas, los niños se pasan el día haciendo cosas que les gustan. Pero a medida que nos hacemos mayores dejamos de jugar y nuestro día se llena de obligaciones. Hacer algo que disfrutes cada día te ayudará a recuperar estos momentos de aquí y ahora, y ganarás paz y serenidad.

- **Perdona.** Sea quien sea la persona que te ha hecho daño e independientemente de lo que te haya hecho, perdonar te beneficia más a ti que a ella. Perdonar nos ayuda a soltar lastre, a sentirnos más libres, a tener paz interior. Una de las máximas embajadoras del perdón a nivel internacional fue Eva Mozes Kor, quien vivió varios años de su infancia en un campo de concentración nazi y, después de perdonar a sus captores (habían matado a toda la familia excepto a ella y a su hermana gemela, y las sometieron a macabros experimentos), viajó por el mundo difundiendo el poder y los beneficios del perdón. «Hay esperanza después del desengaño. Hay un mañana después del desastre», dijo en una de sus últimas entrevistas.

➡ **Escribe.** No hace falta que lleves un diario como tal, con un orden de los acontecimientos, si no te apetece. Escribir en una libreta te permitirá sacar de dentro sentimientos de frustración, rabia, tristeza y miedo que, una vez fuera, verás de otra forma. También puedes escribir relatos cortos, inventar situaciones; imaginar te ayudará a desconectar. Y si te gusta la poesía, escribe poemas. Cuando termines de escribir, si no quieres guardar lo escrito para volver a leerlo más adelante, puedes romper las hojas y tirarlas a la basura. El beneficio lo obtendrás del propio acto de escritura.

➡ **Busca la paz interior.** Empieza a meditar. Hay varias aplicaciones gratuitas de meditación para pacientes oncológicos que te pueden ayudar a hacerlo. También hay vídeos de meditaciones en YouTube. Haz yoga o taichi adaptado a tu estado de salud; en Avívate (centro médico *on-line* especializado en cáncer) encontrarás muchas clases adaptadas a tus síntomas. Salir a andar, centrando toda tu atención en cómo tus pies se levantan del suelo y vuelven a posarse a cada paso que das, también te ayudará a estar más en paz. Hacer ganchillo, pintar, cuidar plantas o cualquier otra actividad que puedas hacer con atención plena también te ayudará a encontrar la paz interior.

➡ **Haz deporte.** La OMS recomienda hacer 45 minutos de ejercicio al día y en el caso del cáncer hay que adaptarlo a las posibilidades de cada paciente. Si tu salud te lo permite, sal a dar un paseo a paso ligero cada día. Otro ejercicio físico que te puede ayudar a mejorar tu calidad de vida es el taichi, que puedes practicar en casa.

➡ **Mantén los cambios que hagas.** Si cambias la alimentación, mantenla. Si empiezas a hacer ejercicio físico, mantente así. Si empiezas a meditar o hacer yoga, no lo dejes. Hazlo a diario.

➡ **Bebe agua.** El agua nos ayuda a limpiar nuestro organismo. Se recomienda beber 2 litros de agua al día (unos 8 vasos). Si no te apetece beber agua mineral sola, puedes prepararte un caldo de verduras, infusiones o aguas saborizadas. Recuerda que la fruta y la verdura que comas son ricas en agua, así que no te estreses con beber los ocho vasos de agua al día (probablemente te saciarán) y ten en cuenta el agua que ingieres con la propia comida.

➡ **Sigue tu instinto.** Todos estamos conectados a una fuerza mayor de sabiduría. La llamemos Dios, Buda, Alá, Krishna..., lo cierto es que todos tenemos un guía interior, un instinto, que nos da señales cuando algo es bueno para nosotros. Y también nos las da cuando no lo es. Antes de tomar una decisión, o de contestar una pregunta complicada, cierra los ojos, pon toda tu atención en la cabeza y escucha la respuesta; acto seguido centra toda tu atención en el corazón y escucha la respuesta. Puede que ambas respuestas sean iguales o puede que sean distintas; si son distintas, elige aquella que sea más coherente contigo y tus valores.

➡ **Ordena tus emociones.** Hablar con un psicooncólogo te ayudará a ordenar todas las emociones que te ha despertado el cáncer, a entender qué es lo que sientes y a ganar paz interior.

➡ **Abraza y déjate abrazar.** El poder de un abrazo está subestimado. Abrazar a alguien a quien quieres con fuerza y durante más de 6 segundos te ayuda a sentirte mejor. Pide a tus amigos y amigas que te abracen al verte. Y abrázales de verdad. Verás cómo mejora tu estado de ánimo.

5

TERAPIAS COMPLEMENTARIAS

¿Has oído hablar de la oncología integrativa? Se trata de una forma de abordar el cáncer que suma, a las terapias convencionales (cirugía, quimio, radio, inmunoterapia, etc.), toda una serie de terapias complementarias que han demostrado científicamente mejorar la calidad de vida de los pacientes con cáncer. No se ha demostrado científicamente que estas terapias curen el cáncer, pero sí que mejoran la calidad de vida de los pacientes. Es más, algunas de ellas han demostrado reducir el riesgo de tener una recidiva.

La oncología integrativa constituye una forma habitual de tratar el cáncer en los hospitales más reconocidos del mundo. Por ejemplo, en el Memorial Sloan Kettering Cancer Center de Nueva York se ofrecen a los pacientes terapias complementarias como alimentación, acupuntura y algunas terapias cuerpo-mente. Ocurre lo mismo en el Dana Farber, el hospital universitario adscrito a la Facultad de Medicina de la Universidad de Harvard; en el New Haven, el hospital universitario adscrito a la Facultad de Medicina de la Universidad de Yale; en el MD Anderson de Houston; en la Clínica Mayo y en otros centros de Estados Unidos. La Sociedad Americana de Oncología Clínica ha llegado a un acuerdo de colaboración con la Sociedad de Oncología Integrativa para elaborar tres guías prácticas sobre el abordaje del dolor, la fatiga, la ansiedad y la depresión durante el cáncer desde el punto de vista integrativo.

En Europa, la oncología integrativa se ofrece en algunos hospitales[22] de Inglaterra, Francia, Alemania, Holanda, Italia, Suiza, Austria, Irlanda, Hungría, Lituania, Dinamarca y Portugal. En España ha habido dos hospitales públicos que han tenido una Unidad de Oncología Integrativa. El pionero fue el Hospital de Mataró, con la Dra. Pilar Lianes como líder del proyecto. En el Consorci Sanitari de Terrassa también hubo una Unidad de Salud Integrativa, dirigida por la Dra. Cristina Abadia, que atendía a pacientes oncológicos. Actualmente ninguna de estas dos unidades está operativa. En cambio, en el Hospital Oncológico Infantil de Sant Joan de Déu en Barcelona sí hay una Unidad de Oncología Integrativa Pediátrica en activo para los niños con cáncer; el Servicio de Oncología lo dirige la Dra. Ofelia Cruz y la Unidad de Oncología Integrativa Pediátrica, la Dra. Esther Martínez García.

Si eres cuidador de un paciente oncológico adulto y quieres sumar terapias complementarias a sus tratamientos médicos, deberás acudir a alguno de los centros médicos privados especializados en oncología integrativa que existen en España. No hay muchos ni están en todas las provincias, pero de entre todos ellos cabría destacar el Instituto Oncológico Baselga (IOB), fundado por los prestigiosos oncólogos Josep Baselga (quien nos dejó a principios de 2021) y Josep Tabernero, jefe del Servicio de Oncología del Hospital Vall d'Hebron de Barcelona, y el IMOHE, fundado por la oncóloga Natalia Eres, una de las pioneras en oncología integrativa en nuestro país y que cuenta con más de 20 años de experiencia. Si quieres que te recomiende algún centro cercano a tu domicilio, puedes escribirme un *e-mail*.

En resumen, la oncología integrativa constituye una forma de abordar el cáncer que está muy asentada en muchos países y en la que hay médicos involucrados. Toda persona que niegue rotundamente que existan terapias complementarias que hayan demostrado científicamente mejorar la calidad de vida de los pacientes con cáncer lo hace por falta de información.

A continuación, veremos las terapias que más utilizan los pacientes oncológicos, en qué pueden ayudarlos y qué evidencia científica las respalda.

ACUPUNTURA

La acupuntura no cura el cáncer. Es una técnica milenaria que consiste en estimular diferentes puntos energéticos del cuerpo con finas agujas (de ahí su nombre); hay algunos acupuntores que utilizan el láser en lugar de las agujas.

Se ha demostrado científicamente que la acupuntura es eficaz para mejorar las náuseas y vómitos provocados por la quimioterapia, la sequedad bucal (xerostomía)[23] generada por la radioterapia, la fatiga,[24] los sofocos, el insomnio y el estrés, el dolor[25] y el tratamiento general de los síntomas.[26]

También existen puntos de digitopuntura (es decir, puntos energéticos que puedes presionar con tus dedos) para aliviar algunos efectos secundarios (tu acupuntor te informará de cuáles son). Estos puntos pueden ayudar a aliviar ciertas molestias como el dolor de cabeza, las náuseas y vómitos, la ansiedad, el hipo, etc. ¡No se te ocurra utilizar agujas, ni aunque estén esterilizadas! Si necesitas que te recomiende algún acupuntor de confianza, mándame un correo electrónico.

TERAPIAS CUERPO-MENTE

Las terapias cuerpo-mente son aquellas que mejoran tanto nuestra salud física como nuestra salud mental y emocional. No curan el cáncer, pero nos ayudan a mejorar nuestra calidad de vida.

En el caso de la **meditación**, tal y como he comentado con anterioridad, se ha demostrado científicamente[27, 28] que mejora la ansiedad, el dolor y el estado de ánimo, abre el apetito y ayuda a dormir mejor, entre otros beneficios. De hecho, la Sociedad Americana del Cáncer[29] recomienda tanto a pacientes como a cuidadores que mediten cada día un ratito.

Si sientes mucha ansiedad, te notas decaído o tienes problemas para dormir, empieza a meditar un minuto cada día, no más, y paulatinamente ve ampliando el plazo. Puedes practicar esta meditación de un minuto tantas veces al día como lo necesites. También puedes meditar junto a tu ser querido con cáncer; os beneficiará a los dos.

El **yoga** es otra terapia cuerpo-mente que no cura el cáncer pero que sí ha demostrado científicamente mejorar la calidad de vida de los pacientes. El grupo en donde hay más evidencia científica es el de pacientes con cáncer de mama,[30] pero también existen estudios que han demostrado que el yoga mejora el estado de ánimo, relaja a los pacientes oncológicos y mejora la hipertensión arterial y el dolor de cabeza, entre otros beneficios. La Sociedad Americana del Cáncer[31] recomienda a los pacientes la práctica del yoga. Yo te la aconsejo a ti también. Es más, te sugiero que busques un estudio de yoga en el que se practique yin yoga o yoga restaurativo y lo pruebes junto a tu ser querido que tiene cáncer. A veces nos da reparo probar cosas nuevas, pero si vamos acompañados estaremos más abiertos a probarlas.

El **chi kung** también es una terapia cuerpo-mente que ayuda a gestionar el estrés y mejora la calidad de vida de los pacientes oncológicos[32, 33, 34, 35] ya que disminuye los efectos secundarios. Además, poco a poco pone nuestro cuerpo en movimiento, por lo que puede ir bien a pacientes que están bajos de energía. Es importante sincronizar la respiración con los movimientos, ya que esto ayuda a movilizar la energía y a que nos sintamos mejor.

Igual que con el yoga, te recomiendo que practiques *chi kung* con tu ser querido con cáncer. Esto le animará a hacer ejercicio y le ayudará a sentirse más apoyado. De todos modos, no todo debe caer sobre ti. Puedes preguntarle al paciente quién le gustaría que practicara *chi kung* con él o ella y fijar un horario. Contar con una o más personas que os brinden apoyo y os acompañen mejorará vuestra calidad de vida.

ALIMENTACIÓN

He hablado en profundidad de la alimentación en el segundo capítulo de este libro, y, tal y como he comentado, por más saludable que sea, no se ha demostrado científicamente que la alimentación cure el cáncer por sí sola, pero sí que una alimentación adaptada al estado de salud del paciente oncológico mejora la calidad de vida en general, evita que bajen las defensas y evita la pérdida de peso.[36] Si tu ser querido sufre muchos efectos secundarios, os convendrá acudir a una nutricionista para que le paute una dieta adaptada a su estado de salud. Quizá también necesite algunos suplementos nutricionales. Mándame un *e-mail* si necesitas que te recomiende algún nutricionista que pueda atenderos.

HOMEOPATÍA

La homeopatía es un tipo de medicina, como la china, la ayurveda o la budista, entre otras, que tiene una forma de abordar la enfermedad diferente a la medicina convencional que conocemos todos y con la que normalmente tratamos nuestras enfermedades.

La homeopatía fue instaurada en 1796 por el doctor alemán Samuel Hahnemann basándose en la teoría de que lo similar cura lo similar, es decir, que una sustancia que causaría determinados síntomas a muy pequeñas dosis es útil tratando dichos síntomas.

Debe quedar claro que la homeopatía no cura el cáncer. Si bien algunos estudios científicos realizados con los protocolos de los Dres. Banerji de la India[37] parecen indicar que la utilización de nanopartículas de productos naturales podría ser de ayuda en el tratamiento del cáncer, esto no significa que lo cure.

Hay estudios científicos que han demostrado que la homeopatía ayuda a mejorar los efectos secundarios de los tratamientos médicos[38] sin interferir en ellos. Y algunos medicamentos homeopáticos han demostrado mejorar la calidad de vida de los pacientes con cáncer disminuyendo las náuseas o previniendo las neuropatías periféricas.

La homeopatía tiene muchos detractores. Te cuento una anécdota que lo explica muy bien. Cuando mi padre estaba enfermo, mi sobrino, que apenas contaba con seis meses de edad, se resfrió. Mi hermana le preguntó a su pediatra del centro de salud si podía darle homeopatía y esta le dijo que la homeopatía no era más que agua con azúcar, pero que si quería tirar el dinero, allá ella. Al cabo de dos semanas le preguntamos al oncólogo si podíamos darle homeopatía a mi padre para los efectos secundarios del cáncer; nos dijo que no, que la homeopatía era muy potente y que interferiría en los tratamientos médicos. Sería bueno que los médicos llegaran a un consenso basándose en los estudios científicos realizados con medicamentos homeopáticos para que los pacientes pudiéramos beneficiarnos de todo aquello que nos ayuda a mejorar nuestra calidad de vida.

La homeopatía pautada por un buen médico homeópata te puede ofrecer beneficios terapéuticos en cuanto a disminuir algunos efectos secundarios de los tratamientos médicos y mejorar tu calidad de vida, pero sin un profesional que te indique qué medicamento homeopático te conviene más tomar, ello no se consigue. Si quieres que te recomiende algún médico homeópata cerca de tu domicilio, mándame un correo electrónico y lo haré encantada.

FLORES DE BACH

Las Flores de Bach no curan el cáncer. Fueron inventadas en la década de 1930 por el Dr. Edward Bach, un médico británico que partía de la hipótesis de que todas las enfermedades están causadas por un desequilibrio emocional. Bach creó 38 esencias (incluyendo el remedio de rescate para choques emocionales agudos conocido como *Rescue Remedy*) que devuelven el equilibrio a nuestro organismo.

No hay evidencia científica sólida que haya demostrado ni que parezca indicar que las flores de Bach ofrezcan un beneficio terapéutico a los pacientes con cáncer. En una revisión sistemática de estudios científicos[39] sobre los efectos de las flores de Bach se vio que no estaban realizados correctamente y que no parecía evidente que esas esencias florales reportaran beneficios, pero que tampoco habían causado ningún perjuicio a los pacientes. Dicho de otra forma: no interfieren en los tratamientos médicos, pero tampoco hay pruebas científicas de que sean eficaces.

SUPLEMENTOS NUTRICIONALES

Tendemos a pensar que los suplementos naturales son sanos y, por tanto, inocuos, pero no tenemos en cuenta que al tomar un suplemento nutricional estamos ingiriendo una cantidad elevada de un compuesto que busca ofrecer un beneficio terapéutico y que este compuesto natural puede interferir en otros tratamientos médicos.

Veamos un ejemplo para que se entienda mejor. Son muchos los pacientes oncológicos que, al escuchar los grandes beneficios de la cúrcuma en relación con el cáncer, empiezan a tomar por su cuenta suplementos nutricionales de cúrcuma. No obstante, algunos estudios científicos han demostrado que la cúrcuma podría interferir en la quimioterapia disminuyendo sus efectos terapéuticos. Es decir, si tomas cúrcuma durante el tiempo en que recibes quimioterapia, puede que esta no te haga efecto.

Otros suplementos nutricionales también pueden interferir en la quimioterapia u otros tratamientos médicos incrementando su toxicidad, que es la responsable de los efectos secundarios de los medicamentos, y si incrementamos dicha toxicidad, podemos terminar ingresados en una Unidad de Cuidados Intensivos.

Resumiendo, si tomas suplementos nutricionales por tu cuenta y riesgo durante los tratamientos médicos para el cáncer, o si los tomas junto con otra medicación como por ejemplo medicación para la hipertensión, para el colesterol, etc., los suplementos pueden interferir en esta medicación.

No se ha demostrado científicamente que se pueda curar el cáncer tomando solo algún tipo de suplemento nutricional, pero sí que hay suplementos nutricionales que reportan beneficios a los pacientes oncológicos cuando se trata de paliar efectos secundarios tales como llagas en la boca (mucositis oral), bajada de defensas (leucopenia), pérdida de peso (caquexia) o insomnio, entre otros. Esta suplementación siempre debería ser supervisada por un profesional de la salud formado en oncología integrativa, un profesional que, además de haber estudiado una carrera universitaria relacionada con la salud, cuente con la formación en terapias complementarias y en suplementación nutricional necesaria para saber qué terapia complementaria o qué suplemento nutricional le conviene más al paciente oncológico para mejorar su calidad de vida.

Si le preguntas a tu oncólogo o a tu médico de cabecera sobre algún suplemento nutricional, probablemente te encontrarás con una de estas tres respuestas independientemente del momento en el que estés (antes, durante o después del tratamiento médico):

❶ «No lo puedes tomar, interferiría en tu tratamiento y este no te haría efecto»,

❷ «Es mentira que te vaya a ayudar. No deberías creer todo lo que lees en internet ni lo que te cuenta la gente» y

❸ «Tu dinero es tuyo y puedes hacer con él lo que quieras. Si lo quieres desperdiciar con esto, tú mismo».

La respuesta de los oncólogos ante una pregunta como esa debería ser: «No estoy seguro de si puede ser beneficioso o no para ti que lo tomes. Deja que investigue», y hacer una búsqueda en internet. El hospital Memorial Sloan Kettering Cancer Center de Nueva York tiene una sección en su web denominada «About Herbs, Botanicals & Other Products» (Sobre las hierbas, los productos botánicos y otros productos), que ofrece información sobre suplementos nutricionales y cáncer a los profesionales de la salud. Se explica qué es el suplemento en cuestión, qué beneficio terapéutico ofrece, para quién está indicado, con qué medicación interfiere, etc. También ofrece información para los pacientes, pero no es suficiente para saber si se puede tomar el suplemento nutricional o no. Tal y como te he dicho, si tu ser querido con cáncer y tú queréis apoyar a vuestro organismo tomando suplementos nutricionales, necesitaréis un profesional de la salud; escríbeme un *e-mail* y estaré encantada de recomendarte uno.

ACEITES ESENCIALES

Los aceites esenciales no curan el cáncer. Son extractos de plantas que se obtienen a través de un proceso de destilación de arrastre al vapor con un alambique. A pesar de llamarse aceites, no son grasos ni tampoco manchan la ropa. Los que sí son grasos son los aceites vegetales como el aceite de rosa mosqueta, el de oliva, el de coco, el de argán, etc.

El uso terapéutico de las plantas es tan antiguo como la civilización misma. Plantas tales como el hinojo, las semillas de cilantro, el comino y muchas otras han sido encontradas en cementerios antiguos. Muchos textos de Asia, el antiguo Egipto y gran parte de la región del Mediterráneo describen procedimientos y rituales con ungüentos curativos, aceites medicinales, cataplasmas y perfumes curativos.[40] Es imposible determinar cuándo se empezaron a utilizar las plantas de forma medicinal, pero lo cierto es que durante muchos siglos era lo único que teníamos para tratar nuestras dolencias.

Los aceites esenciales no han demostrado curar el cáncer por sí mismos, a pesar de que algunos cuentan con estudios científicos en los que se ha visto que podrían tener efectos citotóxicos.[41, 42, 43, 44] No obstante, existe evidencia científica de que algunos aceites esenciales son útiles en la mejora de la calidad de vida de los pacientes oncológicos. Se ha demostrado que algunos ayudan a prevenir y tratar las quemaduras de la radioterapia (radiodermitis),[45] otros son útiles en el tratamiento de las náuseas,[46, 47] otros lo son para tratar las llagas bucales,[48] otros ayudan al correcto funcionamiento del sistema inmune,[49] etc.

Los aceites esenciales se pueden utilizar de diferentes formas: por vía oral, por vía tópica (en la piel) o en un difusor diluidos en agua, depende de cada aceite, es decir, hay aceites que pueden aplicarse en la piel pero no ingerirse y los hay que no funcionan bien en el difusor.

Con los aceites esenciales pasa lo mismo que con los suplementos nutricionales: algunos pueden interferir en los tratamientos y hay que ir con cuidado.

Un aceite esencial apto para todo tipo de pacientes es el aceite esencial de menta piperita[50] el cual, inhalado directamente del envase, ayuda a disminuir las náuseas. Se desenrosca el tapón y se va pasando el aceite esencial por delante de la nariz; esto se puede hacer todas las veces que sea necesario, pero no hay que tragarlo ni aplicarlo en la piel.

Otro aceite esencial apto para todos los públicos es el de laurel, para tratar las llagas de la boca[51] (mucositis oral). Antibacteriano, reparador y analgésico, este aceite esencial va bien para disminuir el dolor y las molestias que causan las llagas, a la vez que facilita su cicatrización. Hay que mezclarlo con un aceite vegetal para poder utilizarlo.

Toma una cuchara sopera y pon aceite de oliva virgen extra hasta la mitad, añade tres gotas de aceite esencial de laurel e impregna una gasa estéril con esa mezcla (sinergia) de aceites. Luego ve poniendo la gasa encima de cada llaga. Lo puedes hacer de cuatro a seis veces al día. Si tienes llagas de difícil acceso, puedes colocar directamente la mezcla en la boca y, siempre sin tragarla, la pasas por toda la mucosa, como si hicieras buches; luego la escupes.

Para prevenir las quemaduras de la radioterapia (conocidas como radiodermitis) puedes utilizar el aceite esencial de niaulí o el aceite esencial de árbol del té.[52] Es importante que estos aceites sean puros y que no los mezcles con ningún aceite vegetal ni ninguna crema. Los deberías aplicar una hora y media antes de recibir la radioterapia en la zona que te van a radiar y alrededor. Se pueden aplicar directamente del envase, verás que se absorben muy fácilmente. Es importante que no utilices ninguna crema ni aceite vegetal de ningún tipo, ya que estos productos pueden causarte quemaduras.

Si tu oncólogo no aprueba el uso de estos aceites para prevenir las quemaduras, puedes tratarlas con una mezcla de aceite vegetal y aceite esencial después de haber hecho la radioterapia. En este caso necesitarás un aceite vegetal (por ejemplo, de caléndula o de rosa mosqueta) y aceite esencial de espliego macho.[53] Pon 15 gotas de aceite vegetal en la palma de la mano y añade tres gotas de aceite esencial de espliego macho; aplica la mezcla en la zona a tratar. Puedes hacerlo hasta cuatro veces al día, pero recuerda lavar bien la zona con agua y jabón antes de ir a recibir radioterapia, ya que el aceite vegetal, si lo radiamos, empeorará la quemadura.

Te recomiendo que compres los aceites esenciales en la farmacia y que sean de calidad. Yo utilizo los de la marca Pranarôm, que son de gran calidad, y muchos de ellos tienen el certificado de procedencia ecológica.

OZONOTERAPIA

No se ha demostrado científicamente que la ozonoterapia cure por sí sola el cáncer (de hecho, como estamos viendo, no hay ninguna terapia complementaria que lo haya demostrado), pero sí que es eficaz mejorando la calidad de vida de los pacientes con cáncer.[54, 55]

Esta terapia, que se ha popularizado en los últimos años, se puede practicar por vía endovenosa, rectal u oral. Según un grupo de investigadores del Departamento de Fisiología de la Universidad de Siena, el ozono tiene un efecto modulador del sistema inmune, es decir, nos ayuda a mejorar nuestros niveles de defensas (hay pruebas científicas de ello). También es antioxidante y mejora el flujo de sangre al cerebro y la oxigenación de todas las células.

Los estudios realizados hasta el día de hoy sobre ozonoterapia y cáncer apoyan su uso como terapia complementaria durante la enfermedad. Sin embargo, hace falta realizar más estudios *in vivo* en humanos sobre ozonoterapia y cáncer.

MUÉRDAGO (*VISCUM ALBUM*)

El muérdago blanco (*Viscum album*) es una terapia complementaria de apoyo a los tratamientos médicos; no se ha demostrado científicamente que pueda curar el cáncer. Actualmente esta sustancia no se comercializa en España y hay que comprarla en el extranjero. No podemos autoadministrárnosla por nuestra cuenta y riesgo porque puede causar efectos secundarios graves.

No obstante, sí se ha demostrado científicamente que el muérdago blanco apoya el correcto funcionamiento del sistema inmune, abre el apetito, mejora la fatiga, facilita la muerte de las células cancerígenas (apoptosis) e incrementa la actividad de las células *natural killers,* un tipo de células del sistema inmune que son las responsables de eliminar las células tumorales. Actualmente se está estudiando su potencial para desarrollar nuevos fármacos que ayuden a eliminar las células tumorales.[56]

En Suiza y Alemania se emplea como tónico general en personas que no están enfermas y en España se suministra desde hace una década como terapia complementaria a los pacientes oncológicos.[57]

CANNABIS MEDICINAL

El cannabis medicinal es una terapia complementaria que no cura el cáncer. La planta del cannabis, que se conoce popularmente como marihuana, está compuesta por dos principios activos: tetrahidrocannabinol (THC) y cannabidiol (CBD). El THC es la molécula que disminuye el dolor y puede llegar a causar cambios en la percepción. El CBD tiene un efecto relajante y regula los cambios en la percepción. No todas las plantas tienen la misma proporción de THC/CBD: unas tienen más THC, otras más CBD y otras presentan una proporción equilibrada.

Se ha demostrado científicamente que ambos componentes reportan beneficios a los pacientes con cáncer como abrir el apetito, mejorar el estado de ánimo, disminuir el estrés y la ansiedad, mejorar las náuseas, subir las defensas y mejorar el dolor.[58]

Una planta más rica en THC será más relajante, nos ayudará a dormir mejor y será más efectiva contra el dolor. Pero hay que tomar la marihuana con moderación, ya que puede causar cambios en la percepción. Una planta más rica en CBD nos ayudará a subir las defensas y no correremos el riesgo de sufrir alucinaciones.

El cannabis medicinal tiene dos problemas. El primero es que en España no es legal comprar suplementos nutricionales hechos a base de cannabis medicinal, como el aceite de cannabis, y solo se pueden comercializar productos cosméticos. Y el segundo es que los productos de cosmética elaborados con cannabis medicinal que se venden de forma legal solo contienen CBD y, en consecuencia, por mucho que los utilicemos, no podremos beneficiarnos de todo lo que nos podrían aportar si también llevara THC.

Lo que sí es legal en España es comprar flores de cannabis, también conocidas como cogollos, que contienen la sustancia activa que reporta todos los beneficios. También puedes comprar una semilla y cultivar tu propia planta; esto te llevará más tiempo para conseguir los cogollos, pero es otra opción.

No se recomienda fumar el cannabis. Ya sabes que durante el cáncer se aconseja dejar totalmente el tabaco. Puedes consumir el cannabis macerado en aceite de oliva virgen extra o en forma de mantequilla.

Al igual que ocurre con cualquier suplemento nutricional, no es recomendable que tomes cannabis medicinal por tu cuenta y riesgo. Si necesitas a un profesional de la salud que paute un tratamiento con cannabis medicinal a tu ser querido con cáncer, contacta conmigo y te recomendaré alguno.

EJERCICIO FÍSICO

Del ejercicio físico he hablado ampliamente en el capítulo 3 de este libro. De todos modos, lo incluyo aquí porque es una terapia complementaria que también ayuda; si por algún motivo te has saltado esa parte del libro, te recomiendo encarecidamente que la leas.

PSICOONCOLOGÍA

La psicooncología, de la que hemos hablado en el capítulo 4, es una herramienta muy potente para ayudar a gestionar el estrés durante el cáncer. No todos los pacientes buscan apoyo emocional durante los tratamientos médicos, pero es muy importante que lo hagan. El cáncer despierta una serie de emociones que son difíciles de gestionar. Y, a pesar de que el apoyo emocional de nuestros seres queridos es básico, contar con el de un experto en gestión emocional externo, que ayude al paciente a ordenar esas nuevas emociones, que lo escuche de forma activa, sin juzgarlo, es básico. A ti, como cuidador, también te puede beneficiar.

A modo de resumen, en la siguiente tabla se muestran las terapias que pueden ayudar a disminuir los efectos secundarios de tu ser querido con cáncer. Hay varias para cada uno de ellos, pero esto no significa que el paciente deba usarlas todas, sino que puede servirse de la que le encaje más.

Terapias que pueden ayudar a disminuir los efectos secundarios

	Aceites esenciales	Acupuntura	Alimentación	Cannabis medicinal	Ejercicio físico	Ozonoterapia	Psicooncología	Suplementos nutricionales	Terapias cuerpo-mente	Homeopatía
Pérdida de peso			X	X	X		X	X	X	
Pérdida de apetito		X	X	X	X		X	X	X	
Náuseas y vómitos	X	X	X	X	X				X	
Neuropatía periférica									X	X
Insomnio	X	X	X	X	X		X	X	X	X
Bajada de defensas	X		X	X	X	X	X	X	X	
Ansiedad y estrés	X	X	X	X	X		X	X	X	X
Llagas en la boca	X		X					X	X	
Picor en la piel	X		X					X	X	
Quemaduras de la radioterapia	X		X					X	X	
Dolor	X	X	X	X	X		X	X	X	X

6

TÓXICOS AMBIENTALES

Al escuchar estas dos palabras, «tóxicos ambientales», seguramente pienses en la contaminación. Todos tenemos claro que el aire es más limpio en la montaña que en las ciudades, donde acostumbra a estar muy contaminado, y que esta contaminación afecta a nuestra salud. Así pues, si estamos enfermos, nos convendrá limitar el contacto con aire contaminado.

Existe también toda una serie de tóxicos ambientales que quizá no conozcas y que afectan a la salud. Mi objetivo al exponer todo esto no es asustarte, sino que conozcas las sustancias tóxicas que usamos a diario y que añaden toxicidad a nuestro organismo. Hablaremos de qué tóxicos hay, de qué efectos tienen sobre la salud y de cómo podemos eliminarlos.

TÓXICOS EN PRODUCTOS DE HIGIENE PERSONAL Y COSMÉTICA

Cada día utilizamos como mínimo cuatro productos de higiene personal que están cargados de tóxicos: desodorante, pasta de dientes, gel corporal y champú. También los productos de cosmética que utilizamos, como la leche hidratante corporal, la crema facial, el contorno de ojos y el maquillaje, contienen tóxicos.

Deja el libro un momento, ve al baño y coge un envase de algún cosmético o producto de higiene personal. Dale la vuelta y lee la etiqueta. Seguramente encontrarás una o varias de estas palabras: parabenos, parafina, ftalatos, triclosán, liberadores de formaldehído, polietilenglicol (PEG), siloxanos, aluminio, lauril sulfato de sodio, brutil hidroxitulueno, dietanolamina (DEA, PEXA o TEA), pfnielendamina. Los parabenos son los que se llevan la peor fama, y son muchas ya las marcas de productos de higiene personal que anuncian en grandes letras «Sin parabenos» o «0,0 % de tóxicos». Pero vamos a poner este cartel de sin tóxicos en cuarentena y a leer bien la etiqueta para asegurarnos de que el producto no contiene ninguna de esas sustancias.

Tóxicos a evitar en los productos de higiene y cosmética			
	Uso	Toxicidad	Cómo identificarlos
Parabenos	Conservantes	Disruptores hormonales y posibles carcinógenos	Acaban en parabenos/paraben o también E214, E218, E216, E209
Parafina	Aporta suavidad y tersura	Posible carcinógeno	Parafina, parafinum, petrolatum, vaselina, aceite mineral
Ftalatos	Disolvente y suavizante, lacas de uñas, perfumes	Disruptor hormonal	Dietilexiloltalato (DEHP), butilbenziftalato (BBP), dibutilftalato (DBP), butildecilftalato (BDP)
Liberadores de formaldehído	Conservantes, evitan la aparición de hongos y moho	Posibles carcinógenos	DMDM hidantoína, diazolidinil urea, urea imidazolidinil, metenamina, quertenium 15, hidroximetilgliciato de sodio

Polietilenglicol (PEG)	Gelificante y emulsionante	Potencia la acción de otros tóxicos. Posible afectación del sistema nervioso	Ingredientes que contengan etil o gliol. PEG + número
Triclosán	Antibacteriano y fungicida. Se usa en desodorantes y pastas de dientes	Disruptor hormonal. Afecta a la función muscular y cardíaca	Triclosán
Lauril sulfato de sodio/sulfato de sodio Laureth	Antigrasa, generador de espuma	Alérgeno, cancerígeno si se combina con otros tóxicos	Lauril sulfato, sulfato de sodio Laureth, sufijo -TH
Aluminio	Antitranspirante	Posible carcinógeno. Relacionado con enfermedades degenerativas	Aluminio
Brutil hidroxitolueno/butil hidroxianisol	Antioxidante usado en maquillajes	Afecta al correcto funcionamiento del sistema inmune. Posible carcinógeno	Butihdrixuanisol (BHA), butihidroxitolueno (BHT)
Dietanolamina (DEA, PEXA o TEA)	Aporta espuma y cremosidad	Irritante. Afecta a los sistemas nervioso e inmune. Posible carcinógeno en combinación con otros tóxicos	DEA, PIXA, TEA
Siloxanos	Humectantes y suavizantes	Disruptores hormonales. Tóxicos para el hígado	Ciclometicona. Ingredientes terminados en -siloxano
Pfnilendiamina	Aporta color en tintes, máscaras de pestañas y tintas para tatuajes	Provoca dermatitis. Posible carcinógeno	CI + número

Al hablar de posible carcinógeno me refiero a que hay estudios científicos que han demostrado que un contacto continuado con la sustancia en cuestión causa cáncer en algunas personas, no en todas; es recomendable que tu ser querido con cáncer las evite en la medida de lo posible.

Después de leer la tabla te preguntarás cómo es posible que estos productos sean de uso legal todavía. La respuesta es porque se usa una cantidad muy pequeña de cada uno de ellos y porque no se tiene en cuenta qué efecto puede tener la combinación de varias de estas sustancias en el organismo del ser humano, lo cual es difícil de saber, ya que cada uno es diferente y funciona de manera distinta.

Seguramente, ahora querrás eliminar todos los tóxicos de los productos de cosmética y de higiene diaria. En el mercado hay muchas marcas que ofrecen productos libres de tóxicos. Se venden en herboristerías, farmacias y *on-line*. Si quieres que te recomiende alguna marca, mándame un *e-mail*. Por norma general, estos productos tienen un precio más elevado que los que podemos encontrar en el supermercado, sobre todo en comparación con los productos de marca blanca, pero también existe la posibilidad de hacerlos uno mismo. En internet encontrarás recetas variadas para elaborar tu propia pasta de dientes, gel corporal o crema hidratante, por ejemplo. ¡Incluso hay recetas para hacer en casa maquillaje libre de tóxicos! Probarlo puede ser una forma de hacer algo diferente con tu ser querido con cáncer. Puedes organizar una tarde de taller de cosmética natural en casa. Será divertido.

TÓXICOS EN PRODUCTOS DE LIMPIEZA

De la misma forma que los productos de higiene personal, los de limpieza también contienen tóxicos. Entre las sustancias más peligrosas para la salud encontramos el glutaraldehído, el formaldehído, el metanol, las cloraminas, el resorcinol, el ácido fosfórico y el percloroetileno, por mencionar solo algunas. Están tanto en los productos que utilizamos para limpiar nuestro hogar como en los que usamos para limpiar la ropa.

Al igual que pasa con los productos de higiene personal y de cosmética, en internet encontrarás soluciones para limpiar tu ropa y tu hogar sin tóxicos, lo cual hará que se abaraten los costes de los productos de limpieza. El vinagre, por ejemplo, es un limpiador muy versátil que se puede utilizar tanto para limpiar cristales como para suavizar la ropa. También existen marcas de productos de limpieza del hogar y de la ropa sin tóxicos; escríbeme si quieres que te recomiende alguna.

VIDRIO EN LUGAR DE PLÁSTICO

Tal y como hemos comentado en el apartado dedicado al agua, hay que evitar los plásticos para almacenar comida y líquidos. ¿Significa esto que debes deshacerte de todos tus táperes y recipientes de plástico? Sí, eso sería lo mejor. ¿Y tienes que comprar táperes de cristal? No necesariamente. Puedes utilizar los envases de cristal que tengas en casa. Por ejemplo, para guardar el caldo vegetal yo uso los envases de cristal de zumo ecológico que bebo; y para guardar comida sobrante, semillas, frutos secos y harinas, los botes de legumbres ecológicas precocidas que compro a veces o los de yogur ecológico de oveja. Lo ideal es que prepares la comida para ti y para tu ser querido con cáncer cada día antes de la hora de comer. Esto es, como digo, lo ideal, pero sé que lo ideal a menudo no casa con la realidad (trabajo, niños pequeños, citas médicas, tratamientos, extraescolares, baños, etc.). Por eso, si vas a cocinar de más o te sobra comida, puedes guardarla en botes de cristal que ya tengas.

CUIDADO CON LAS CONSERVAS

Otro sitio en el que encontramos tóxicos es en los envases de las conservas. No todas las conservas son perjudiciales. Hay que procurar consumir aquellas que hayan sido preparadas de forma saludable, sin añadirles conservantes ni colorantes artificiales, glutamato sódico o alguno de los temidos E-XXX (con XXX me refiero a los tres números que acostumbran a seguir a la E).

Además, algunas latas de conserva llevan un recubrimiento blanco por dentro, porque parece que así las conservas están más limpias, pero este recubrimiento es de plástico, es decir, nos encontramos de nuevo con el bisfenol A y los ftalatos, el antimonio, el formaldehído y el acetildehído. Por lo tanto, es aconsejable comprar aquellas conservas que se envasen en cristal o en latas sin recubrimiento blanco.

De todas maneras, tal y como hemos comentado antes, lo más recomendable es consumir productos frescos y de temporada cocinados, idealmente, el mismo día. Cuanto más frescor, más nutrientes.

PESTICIDAS

Los pesticidas son sustancias tóxicas que se utilizan para matar las plagas de gusanos e insectos que atacan a las plantas y los árboles frutales. Del mismo modo que no te tomarías un chupito de pesticidas, deberías evitarlos al máximo en las frutas y verduras que compres para ti y tu ser querido con cáncer (y para el resto de las personas que convivan con vosotros). En el capítulo 2, dedicado a la alimentación, hay un listado con las frutas y verduras que llevan más pesticidas y otro con las que contienen menos, junto con la fórmula de preparación de un enjuague casero para eliminar una parte de los pesticidas de las frutas y verduras.

RADIACIONES

De unos años a esta parte se ha empezado a hablar de los efectos que las radiaciones del wifi y de los teléfonos móviles pueden tener sobre nuestra salud. Aunque se han realizado algunos estudios al respecto, no hay evidencia científica sólida de estos efectos nocivos sobre la salud. Sin embargo, algunas personas sí han demostrado ser más sensibles a este tipo de radiación, aunque, una vez más, no hay estudios que lo demuestren de forma fehaciente.

Entonces, ¿qué es lo más recomendable para ti y tu ser querido con cáncer? Precaución. Dado que se trata de un fenómeno nuevo, si te preocupa cómo puede afectar a tu salud, no hables con el teléfono pegado a la oreja, utiliza el manos libres o auriculares con micrófono integrado. Por la noche apagad el wifi antes de acostaros; si por la mañana os levantáis con la sensación de haber descansado mejor, podría significar que tenéis algún tipo de sensibilidad a estas ondas que dificultan vuestro descanso nocturno.

7

DOLOR Y CÁNCER

CÓMO PALIARLO

El dolor, que ha acompañado al ser humano desde el principio de los tiempos, es una forma que tiene nuestro organismo de saber que algo pasa; por ejemplo, cuando una mujer está embarazada, el dolor de las contracciones la avisa de que se acerca el momento del parto. En el caso del cáncer, el dolor puede ser pasajero o puede que se instale con el paciente, y esto hará que pierda el apetito, que esté más irritable y que le cueste dormir.

El dolor tiene una doble causa: física y emocional. Veamos un ejemplo para entenderlo mejor. Si te pillas el dedo con una puerta, no te dolerá lo mismo si ese día te han despedido del trabajo que si la persona que te gusta te ha propuesto quedar, ¿verdad? Con el dolor y el cáncer pasa lo mismo: si estamos bien emocionalmente, sentiremos menos dolor físico.

Además, hay que tener en cuenta que el dolor es algo totalmente subjetivo, lo que significa que no podemos juzgar si al paciente le duele más o menos. Si dice que le duele es porque le duele. No lo cuestiones, no le digas «No es para tanto», «Deja ya de quejarte» o «Verás como enseguida estás mejor». Pregúntale si le molesta que le vayas preguntando cómo se encuentra cuando tiene un dolor agudo. Hay personas que quieren que las dejen solas cuando están mal y otras que prefieren saber que hay alguien pendiente de ellas. Pregunta a tu ser querido con cáncer si le molesta que le vayas preguntando cómo evoluciona su dolor; si te dice que sí, dale espacio y si te dice que no, pregúntale de vez en cuando cómo se encuentra.

Como decíamos, el dolor tiene un componente físico y uno emocional; por lo tanto, es necesario hacer un abordaje que los implique a ambos. En la parte física, lo que ayuda a disminuir el dolor y puedes poner en práctica cada día desde casa es la alimentación. Hay ciertos alimentos que disminuyen la inflamación de nuestros tejidos y otros que la facilitan.[59] Recordemos que cuanta menos inflamación, menos dolor. Además, si hay menos inflamación, más difícil lo tendrá el cáncer para crecer y extenderse por nuestro cuerpo. Dos pájaros de un tiro.

Así, como alimentos antiinflamatorios tenemos el aguacate, las verduras de hoja verde,[60] la remolacha, las semillas de lino o de chía (molidas previamente, ya que el omega-3, el nutriente antiinflamatorio que contienen, está en su interior), el brócoli[61] y todo tipo de coles, los alimentos ricos en vitamina C[62] (limones, naranjas, mandarinas, lima, piña, granada), los frutos rojos,[63] los probióticos[64] (chucrut, kéfir de agua, kombucha), el aceite de oliva virgen extra,[65] los frutos secos crudos[66] (sin sal y sin tostar), el cacao puro[67] (no conviene si el paciente está nervioso ya que es excitante), los cereales integrales,[68] el té verde[69] (no es conveniente si el paciente es sensible a la teína y le pone nervioso), las cerezas y especias como el azafrán,[70] la cúrcuma,[71] el gengibre[72] y la guindilla.

Si tu ser querido tiene un tumor cerebral o metástasis en el cerebro, le irá bien cenar sopa de cebolla cada noche porque es diurética y ayuda a eliminar el edema que envuelve al tumor. Podríamos comparar los tumores con un huevo: alrededor de la yema, que es el tumor, hay un líquido, que equivaldría a la clara, que es el edema. Con este ejemplo resulta más fácil visualizarlo. Dado que el cerebro es como una caja, el edema incrementa la presión y hace que los pacientes tengan dolor de cabeza. La sopa de cebolla contribuye a eliminar el edema y de esta forma se disminuye la presión y se tiene menos dolor de cabeza.

Puedes preparar sopa de cebolla para varios días porque, bien tapada, aguanta sin problemas hasta cuatro días en la nevera. Consulta la receta en la página 76.

Ten en cuenta que, al ser una sopa diurética, el paciente necesitará hacer pipí por la noche (hay que expulsar el líquido que se elimina); si tiene problemas para levantarse de la cama, asegúrate de que haya alguien cerca que pueda ayudarle. Si tiene problemas de incontinencia, dormir con un pañal le ayudará. Añade un empapador debajo para proteger el colchón.

Hay ciertos suplementos nutricionales que también tienen un potente efecto antiinflamatorio a la vez que analgésico. Dependiendo del tipo de cáncer, de la medicación que esté tomando el paciente y de su estado de salud, le convendrán más unos suplementos que otros. Si necesitas que te recomiende a un profesional de la salud para que te paute estos suplementos, ponte en contacto conmigo.

También debes saber que hay alimentos que promueven la inflamación y que, por lo tanto, hacen que sintamos más dolor. Entre ellos encontramos todas las comidas procesadas (embutido, platos preparados, bollería, etc.), el azúcar blanco, las harinas refinadas, los alimentos procesados, la leche de vaca y sus derivados, la carne roja, los cereales con gluten y los aceites vegetales.

Por último, se ha demostrado científicamente que la acupuntura y el cannabis medicinal son eficaces para mitigar el dolor.

Vamos a hablar ahora del componente emocional del dolor. Si sentimos mucho dolor, las terapias cuerpo-mente (meditación, yoga y chi kung) nos irán bien para gestionarlo, siempre que las practiquemos cada día (con hacerlo solo una vez no se soluciona). Te recomiendo que medites junto con tu ser querido con cáncer o, si hay ya un meditador en su entorno en quien confíe y con quien se sienta cómodo, le podéis pedir que vaya a vuestra casa y medite con el paciente. Cuando se trata de introducir cambios en nuestra vida, novedades, nos resulta más fácil si lo hacemos acompañados.

La psicooncología también es una buena herramienta para gestionar el dolor; por ello, si el paciente no está yendo todavía a un psicooncólogo, sería un buen momento para empezar.

Cuando a mi madre le diagnosticaron el tumor cerebral, la llevamos a tres nutricionistas, quienes nos recomendaron que siguiera una alimentación antiinflamatoria. La seguimos a rajatabla. Al cabo de un mes aproximadamente, una tarde que la acompañé a acostarse para la siesta, me dijo: «Míriam, esta dieta que me estáis dando no sé cómo me irá para el buñuelo que tengo en la cabeza, pero para la artrosis ¡me está yendo de narices!». Al decir esto levantó el brazo y empezó a abrir y cerrar la mano sin problemas ni dolor. La artrosis que tenía mi madre le afectaba a las manos y le causaba dolor y problemas de movilidad. Nos reímos; ella, contenta por el chiste que acababa de hacer y yo, porque veía que la estábamos ayudando a evitar el sufrimiento del dolor. Lo que más me asustaba de todo era pensar en el momento en que estuviera mal y no supiéramos cómo ayudarla con el dolor. Por lo que nos habían dicho los médicos, los tumores cerebrales son de los más dolorosos que existen, después de los de páncreas. Con la alimentación, los suplementos nutricionales que le dimos y el acompañamiento desde el amor, en los cinco meses que vivió desde el diagnóstico hasta que falleció, solo necesitó tomar un ibuprofeno para el dolor de cabeza en tres ocasiones. En el armario se quedaron sin abrir las cajas de Voltaren, Nolotil, Enantyum y Lyrica que habíamos comprado por si acaso. Y también quedaron intactos los 10 viales de morfina que nos trajeron del Servicio de Paliativos cuando les avisamos de que mi madre estaba llegando al final. No la necesitamos porque no se quejó de dolor.

8

INSOMNIO
Y CÁNCER

El insomnio es uno de los primeros efectos secundarios que sufren los pacientes oncológicos, pues aparece justo en el momento del diagnóstico, y también lo sufren sus seres queridos. Debido al miedo que sigue despertando el cáncer, cuando hay un diagnóstico todos empezamos a dormir mal. Sin embargo, dormir bien y descansar por la noche es básico para que nuestro organismo funcione correctamente. Imagina si es importante que la privación de sueño está tipificada como tortura en la Declaración Universal de los Derechos Humanos.

Debemos tener en cuenta que dormir y descansar por la noche ayudan a que se puedan llevar a cabo ciertas funciones de restauración en nuestro organismo. Por ejemplo, dormir bien facilita un correcto funcionamiento del sistema inmune, es básico para que el sistema hormonal funcione correctamente y ayuda a reparar la flora intestinal. Si dormimos bien estaremos más relajados y de mejor humor al día siguiente; por el contrario, si dormimos mal nos irritaremos con mayor facilidad y todo nos parecerá más complicado.

Si tu insomnio o el de tu ser querido con cáncer se debe al estrés que genera la enfermedad, podéis seguir estas pautas para mejorar vuestro descanso nocturno:

Consejos para mejorar el descanso nocturno

➡ **Incluye alimentos ricos en triptófano en vuestra comida.** El triptófano se convierte en serotonina, una de las hormonas de la felicidad que facilitan el buen estado de ánimo, y la serotonina se convierte en melatonina, la hormona responsable del descanso nocturno. En nuestro cerebro se localiza la glándula pineal, que se encarga de convertir el triptófano en serotonina durante las horas de luz solar. Cuando el sol se pone, la serotonina se convierte en melatonina. Cuanta más melatonina se segregue, mejor y más profundamente dormiremos. El estrés, la ansiedad y la incertidumbre de no saber lo que pasará hacen que segreguemos menos melatonina y que, por lo tanto, tengamos el sueño más ligero, nos despertemos a media noche y nos cueste volver a conciliar el sueño. Los alimentos más ricos en triptófano son el plátano, el pescado azul, el aguacate, los cereales integrales, los frutos secos, las semillas (de sésamo, calabaza y girasol), las legumbres y los huevos.

➡ **Cenad pronto y procurad no comer mucho.** Terminad de cenar dos horas antes de acostaros y comed platos que sean ligeros, como por ejemplo una crema de verduras con una tortilla francesa o una ensalada con boquerones en vinagre. Si tu ser querido con cáncer está perdiendo peso, asegúrate de que la cena sea rica en proteínas de calidad.

➡ **Desconectad las pantallas.** No utilicéis el móvil, la tablet ni el ordenador dos horas antes de dormir. Si queréis mirar la tele, buscad algún programa relajante, nada que sea excitante como series de acción o debates.

➡ **Leed un rato antes de dormir.** Leer facilita la relajación mental y ayuda a conciliar el sueño. Si no os gusta leer novelas ni libros largos, podéis elegir libros de poesías, de relatos o de algún otro tema que os interese. Esto os ayudará a conciliar el sueño.

➡ **Tomad una ducha de agua caliente.** Si os sentís muy nerviosos antes de acostaros, podéis daros una ducha de agua caliente; os ayudará a relajaros.

- **Poned los pies en alto.** Esto va muy bien para relajar el sistema nervioso central y ayuda a conseguir un descanso nocturno duradero. Consiste en poner los pies en alto, y en alto significa por encima de la cabeza. Lo podéis hacer en la cama, cuando os vayáis a acostar. Tenéis que poner la cabeza donde normalmente ponéis el culo y levantar los pies hasta recostar las piernas en la pared. No hay que estirar las piernas en un ángulo de 90°, porque no se trata de flexibilidad, sino de conseguir que los pies estén en alto. Podéis flexionar las piernas un poco si estáis más cómodos y poner una pequeña almohada debajo de la cabeza. Hay que permanecer así durante cinco minutos. Quizá sintáis un leve hormigueo en las piernas, como si se estuvieran durmiendo; es normal. Si cinco minutos en esta postura os incomoda mucho, empezad con menos tiempo e id aumentando a medida que os vayáis acostumbrando. Pasado ese tiempo, daros la vuelta y meteros en la cama.

- **Tomad una infusión relajante media hora antes de acostaros.** Hay varias plantas, como la tila, la melisa o la valeriana, entre otras, que facilitan la relajación y ayudan a conciliar el sueño y dormir toda la noche.

- **Meditad.** Podéis hacer una meditación corta sentados en el sofá o acostados en la cama, lo que os vaya mejor. Poned un audio con una meditación, apagad la luz (si estáis en la cama) y seguid las instrucciones.

- **Dormid a oscuras.** Cuando se pone el sol la glándula pineal empieza a segregar melatonina, la hormona que nos ayuda a dormir profundamente. Cuanto más estresados estamos, menos cantidad de melatonina generamos, y cuanta más luz hay, menos melatonina se segrega. Por eso si duermes a oscuras segregarás más melatonina, y esto también te ayudará a dormir mejor por la noche.

- **Apagad el wifi.** Algunas personas desarrollan cierta sensibilidad a las ondas del wifi, las cuales les dificultan el descanso nocturno. Apagadlo y comprobad si descansáis mejor.

Al insomnio derivado de la ansiedad y la incertidumbre puede sumarse el insomnio causado por los tratamientos médicos, ya que algunos de estos tienen como efecto secundario un aumento de la dificultad para conciliar el sueño. Si este es el caso de tu ser querido (ha empezado los tratamientos médicos convencionales, le cuesta dormir y el oncólogo dice que es un efecto secundario del tratamiento médico que está tomando), lo que le irá mejor es hacer todo lo que hemos comentado y tomar un suplemento de melatonina.

La melatonina es la hormona que se sintetiza en nuestro cerebro cuando empieza a hacerse de noche. La glándula pineal, que regula el ciclo sueño-vigilia, cuando hay luz solar no segrega melatonina y cuando oscurece empieza a segregarla de nuevo para que podamos dormir. Tomar un suplemento nutricional de melatonina ayuda a conciliar el sueño y a mantenerlo durante toda la noche.

Además, se ha demostrado científicamente que la melatonina es antitumoral,[73] es decir, ayuda a nuestro organismo a eliminar las células cancerígenas y es útil tanto en la prevención del cáncer como en su progresión y en evitar las metástasis.

La melatonina se vende en farmacias o en tiendas de dietética y se encuentra en dos presentaciones: gotas o pastillas que se deshacen en la boca. Habla con el médico o con el farmacéutico, que te indicarán qué presentación y qué dosis le conviene más.

9

FALSOS MITOS SOBRE LA CURACIÓN DEL CÁNCER

Corre mucha información falsa sobre la curación del cáncer en internet y de boca en boca. Sería fantástico que existiera una sola cosa, solo una, que fuera capaz de curar el cáncer, de terminar con esta enfermedad, pero desgraciadamente esto, de momento, no existe. Es normal que, ante la desesperación del diagnóstico, nos queramos agarrar a un clavo ardiendo y creamos que aquello que nos recomiendan puede curar la enfermedad sin más.

Fíjate que en muchos casos ni siquiera las terapias convencionales solas, aquellas que han demostrado científicamente ser eficaces en eliminar las células cancerígenas, son suficientes para curar el cáncer, y en muchos tipos de cáncer se combinan quimioterapia y cirugía o quimioterapia, radioterapia y cirugía, etc. El cáncer es una enfermedad muy compleja que requiere un abordaje multidisciplinar para restablecer el equilibrio y recuperar la salud.

PRIMER FALSO MITO SOBRE LA CURACIÓN DEL CÁNCER: LAS TERAPIAS COMPLEMENTARIAS CURAN EL CÁNCER

Existen terapias complementarias, como hemos comentado en el capítulo 5, que ayudan a mejorar la calidad de vida de los pacientes con cáncer y su respuesta a los tratamientos médicos porque consiguen que estos últimos sean más eficaces eliminando las células cancerígenas. Pero esto no significa que se pueda afirmar que una terapia complementaria puede curar el cáncer. Si acudes a la consulta de algún médico o terapeuta que te dice que puede curar el cáncer de tu ser querido con una terapia o un tratamiento innovador que excluye las terapias convencionales, desconfía. Y si te apetece, explícamelo en un *e-mail* y así podremos crear un archivo de profesionales que abusan de la desesperación de los pacientes.

SEGUNDO FALSO MITO SOBRE LA CURACIÓN DEL CÁNCER: BICARBONATO DE SODIO CON LIMÓN Y SIROPE DE AGAVE

Se afirma que mezclar en un vaso de agua una cucharada sopera de bicarbonato de sodio, el zumo de un limón y sirope de agave ayuda a alcalinizar las células de nuestro organismo, y al estar más alcalinos eliminamos el cáncer. Sencillo, ¿verdad? Tan sencillo como falso.

TERCER FALSO MITO SOBRE LA CURACIÓN DEL CÁNCER: ZUMO DE REMOLACHA, ZANAHORIA, MANZANA Y APIO

Se cree que tomar a diario en ayunas esta combinación de hortalizas y fruta licuadas ayuda a eliminar las células tumorales y puede llegar a curar el cáncer. La remolacha ayuda a mantener estables los niveles de hierro en la sangre, la zanahoria es rica en vitamina C, el apio contribuye a depurar nuestro organismo y la manzana es rica en ácido málico, que ayuda al hígado a funcionar mejor, pero de aquí a que esto sea la cura del cáncer que tu oncólogo no quiere que conozcas hay un gran trecho.

CUARTO FALSO MITO SOBRE LA CURACIÓN DEL CÁNCER: *KALANCHOE*

La *kalanchoe* es una planta crasa, de esas que se usan de forma decorativa y que necesitan pocos cuidados. Hay varios tipos de *kalan-*

choes, y se ha demostrado científicamente que uno en concreto tiene propiedades antiinflamatorias, analgésicas y antitumorales.[74] Estas afirmaciones han llevado a muchos pacientes a tomar esta planta por su cuenta y riesgo buscando la curación del cáncer. Sin embargo, esta planta puede causar toxicidad renal o nerviosa, entre otras, y no se recomienda tomarla sin supervisión médica. En definitiva, la *kalanchoe* puede causar problemas de salud a nuestro ser querido cuando intentamos curarle por una vía que se sale de lo convencional.

QUINTO FALSO MITO SOBRE LA CURACIÓN DEL CÁNCER: MMS

El MMS (*Miracle Mineral Suplement*) es una solución mineral a base de clorito de sodio disuelto en agua destilada, que se vende junto con un «activador» de ácido cítrico, y mezclando varias gotas de cada (clorito y «activador»), supuestamente, se cura el cáncer. Esta afirmación no tiene ningún tipo de validez científica. No hay ningún estudio científico que haya demostrado que el MMS tenga un efecto antitumoral. Es más, la mayoría de los tratamientos médicos convencionales causan efectos secundarios que afectan al sistema digestivo (estómago e intestinos), y el MMS agrava estos problemas digestivos, ya que puede causar dolor de barriga o diarrea.

SEXTO FALSO MITO SOBRE LA CURACIÓN DEL CÁNCER: SUPLEMENTOS NUTRICIONALES

Hay muchos tipos de suplementos nutricionales y cada uno ofrece un beneficio terapéutico distinto, pero al tomarlos hay que tener varias cosas en cuenta:

- Los suplementos nutricionales no curan el cáncer. No se ha demostrado científicamente que alguno de ellos sea una cura por sí solo del cáncer. No obstante, algunos son presentados como una gran cura porque, según afirma quien los comercializa, potencian el sistema inmune, y este se encarga de eliminar el cáncer.
- Los suplementos nutricionales no son inocuos, es decir, pueden

causar daños no deseados. Si le das a tu ser querido algún suplemento nutricional sin supervisión médica, puede interferir en los tratamientos médicos e incrementar su toxicidad o inhibir sus efectos curativos, es decir, o bien el paciente se puede intoxicar debido a un incremento de los tóxicos que llevan los medicamentos, o bien harás que la quimioterapia no le haga efecto. No quieres que ocurra ninguna de las dos cosas, ¿verdad?

• El efecto terapéutico depende de la calidad del suplemento. Cada suplemento nutricional tiene un efecto terapéutico distinto, en función de cómo está preparado. No es lo mismo un extracto de hoja seca que una tintura o un liposomado. Esto hará que el principio activo de la planta o el nutriente en cuestión estén más o menos biodisponibles. Es decir, que tu organismo los pueda absorber más fácilmente o que le cueste un poquito más.

(10)

CÓMO DEBE CUIDARSE EL CUIDADOR

Cuando el diagnóstico es cáncer, tanto la familia como los profesionales de la salud se vuelcan en el paciente, porque es quien está enfermo y requiere toda la atención, pero hay alguien en su entorno que lleva a cabo una labor muy importante: el cuidador. Su rol es vital, ya que son los cuidadores los que sustentan a diario a los pacientes. Su tarea va desde preguntarles con amor si se han tomado la medicación hasta asearles en la cama si se encuentran impedidos, pasando por asegurarse de que siempre tengan un plato de comida en la mesa, ropa limpia, un brazo en el que apoyarse, unos oídos en los que vaciarse y un corazón en el que anclarse.

No obstante, debido a su papel secundario, son los grandes olvidados por la sanidad. Los médicos se centran única y exclusivamente en el enfermo, y obvian al cuidador, quien, sin estar enfermo, también sufre la enfermedad; de otro modo, pero la sufre. Nadie se preocupa de cómo afecta emocionalmente esa enfermedad al cuidador. ¿Duerme bien por la noche? ¿Sufre ansiedad? ¿Tiene jaquecas? ¿Le cuesta digerir últimamente? ¿Padece un caso raro de dermatitis atópica incurable desde el diagnóstico de la enfermedad de su familiar? No, nadie pregunta, nadie se preocupa. Y lo peor de todo: normalmente nadie lo releva ni le da un descanso. Y día tras día el cuidador tiene que estar ahí, al pie del cañón, sustentando al enfermo. Para recibir un poco de atención el cuidador debe, también, caer enfermo.

Recuerdo que cuando le diagnosticaron cáncer a mi padre la piel empezó a dolerme, el simple roce de la ropa o del aire me quemaba, por completo, y en la cabeza sentía el cabello como si fueran centenares de miles de agujas. No puedo decir que tuviera un rol de cuidadora durante su enfermedad, pues me limitaba a acompañar tanto a mi madre como a mi padre y compartía con ellos pedacitos de mi vida supuestamente normal esperando que, con mis relatos, dejaran de pensar en el proceso que estábamos viviendo. El rol de cuidadora lo hacía mi madre, quien, a su vez, ejercía de pantalla protectora para con sus hijas: nos decía que todo iba bien, pero veíamos que no era así. A medida que él perdía peso, ella ganaba arrugas y perdía pelo. Hasta que llegó el final.

Fue durante la enfermedad de mi madre cuando sí tuve claramente un rol de cuidadora. Tres años y medio después de que falleciera mi padre, a ella le diagnosticaron un glioblastoma multiforme en estadio IV y le dieron una esperanza de vida máxima de tres meses. Ahí ya no me sentí al borde del abismo, no. En ese momento, directamente fue como si me hubieran empujado a un pozo sin fondo, un pozo en el que me hundía a una velocidad vertiginosa.

Al ser tres hermanas nos dividimos la semana en turnos de dos días y medio cada una, 60 horas seguidas que pasábamos con ella en casa cuidándola: cocinándole, conversando con ella, dándole un suave masaje en los pies cada noche para ayudarla a relajarse y facilitarle conciliar el sueño... Y cuando la enfermedad avanzó pasamos a asearla en la cama, darle la comida como si fuera un bebé y hablar con ella sin esperar respuesta, interpretando por su mirada si lo que le contábamos le interesaba o no.

Echando la vista atrás me doy cuenta de que, durante aquellos cinco meses que finalmente vivió, cometí una serie de errores que me hubieran permitido sobrellevar la situación con más calidad de vida. A continuación te doy unos consejos, fruto de mi aprendizaje, que te ayudarán a vivir cuidando de un enfermo crónico avanzado o terminal con menos ansiedad.

PROCURA DEDICARTE CADA DÍA UN TIEMPO A TI MISMO

Sé que te parecerá difícil encontrar un ratito cada día para ti, pero con un pequeño cambio lo conseguirás. Si compaginas tu actividad laboral con el cuidado de un paciente crónico o terminal, seguramente al finalizar la jornada laboral te invada un poco de angustia: por un lado, la angustia de pensar cómo habrá pasado el día y las ganas de comprobar que todo está bien, y, por otro, la angustia de saber que tienes que empezar una segunda jornada laboral cuidando a ese ser querido.

¿Cómo puedes encontrar un rato para ti? Hay una manera fácil de conseguirlo: si te desplazas en transporte público, baja una parada antes y date un paseo hasta casa; no camines deprisa ni salgas corriendo. Si vas al trabajo en tu propio vehículo, apárcalo un poco más lejos de la oficina y da un breve paseo por la mañana y otro por la tarde. Anda despacio. Pasea. Fíjate en los árboles, en la gente que camina por la calle, en las nubes del cielo, en lo que sucede a tu alrededor. Mantener la atención plena en todo lo que pasa a nuestro alrededor nos ayudará a salir de nosotros y de nuestros problemas y hará que nos sintamos más relajados cuando lleguemos a casa.

Si te dedicas enteramente al cuidado de un paciente crónico o terminal, busca momentos del día para ti. Seguramente habrá momentos en los que el paciente se acueste a descansar o dormir un ratito. Siempre que sea posible, aprovecha tú también esos momentos para descansar: sal a dar un paseo, siente el sol en la cara, observa los árboles, mira las nubes, fíjate en lo que pasa a tu alrededor. Un breve paseo de 15 minutos como este te ayudará a mejorar tu estado de ánimo.

MEDITA UN RATO POR LA MAÑANA APENAS TE LEVANTES Y OTRO POR LA NOCHE ANTES DE ACOSTARTE

Existe una gran cantidad de estudios científicos, la gran mayoría sobre la práctica de la meditación *mindfulness*, que constatan los efectos beneficiosos que la meditación tiene sobre el estado anímico de las personas. Debido al momento vital que estás pasando, no te plantees grandes retos, a no ser que te apetezca hacerlo. No intentes meditar una hora al día si no has meditado nunca antes. Empieza por una meditación sencilla de 10 minutos y ve alargando el tiempo a medida que te vayas sintiendo más cómodo. Hay unas aplicaciones gratuitas para teléfonos móviles como Mi Yo Ahora, Zenfie MEditación, Percct Zen o Medita con las que podrás iniciarte en la meditación.

HAZ CAMBIOS EN TU ALIMENTACIÓN

Existen evidencias que apuntan que ciertos alimentos, como el azúcar blanco y las harinas refinadas, facilitan que estemos más nerviosos, de la misma forma que lo hacen el té o el café. En lugar de azúcar blanco, tómalo integral de caña (lo venden en los supermercados con el nombre de panela o rapadura); en vez de harinas refinadas, decántate por los cereales integrales, y si acostumbras a tomar té o café, bebe té sin teína, infusiones de plantas o café descafeinado.

Procura que tu dieta cuente con una gran cantidad de verduras, hortalizas, legumbres, fruta, frutos secos y cereales sin gluten (por ejemplo, arroz integral, mijo, trigo sarraceno o quinoa). Elimina los platos preparados y los alimentos precocinados, ya que llevan conservantes y colorantes y acostumbran a contener grandes cantidades de azúcar blanco.

Con unos pequeños cambios te beneficiarás de todo lo que una alimentación sana y natural te puede aportar: más energía. Además, te ayudará a estar un poco más tranquilo y, en consecuencia, dormirás mejor, y si duermes mejor, estarás más fuerte tanto física como emocionalmente.

BUSCA A ALGUIEN CON QUIEN HABLAR TANTO DE LA SITUACIÓN QUE ESTÁS VIVIENDO COMO DE COSAS SUPERFLUAS

Al cuidar a un paciente crónico o terminal es normal que nos aislemos de nuestro entorno a causa de la falta de tiempo y del estrés que nos genera la situación. Se entra en una espiral de soledad de la que cuesta salir. Por ello es imprescindible que nos forcemos a hablar con personas externas a la situación, es decir, que no sean de nuestra familia y no tengan una implicación directa en la situación que estamos viviendo, al menos una vez a la semana.

Es importante tener a personas en las que apoyarnos y sentirnos arropados.

No hace falta que hablemos siempre de la situación que estamos viviendo. Conversar sobre otros temas, por superficiales que puedan parecer, nos ayudará a olvidarnos por un rato del momento personal por el que estamos pasando y a estar más relajados y con más ánimo para seguir afrontando la situación.

ALÉJATE DE LAS PERSONAS TÓXICAS QUE HAYA EN TU VIDA

¿Tienes un amigo que nunca te escucha y a quien solo le interesa contarte sus cosas? ¿O acaso un vecino que siempre se queja de lo mal que le va todo en la vida? ¿Quizá un familiar que lo sabe todo y que no está dispuesto a admitir que también se puede equivocar? Si alguna de estas situaciones te resulta conocida, quizá no te hayas dado cuenta de que se trata de personas tóxicas, es decir, personas que te roban energía y te ponen de mal humor. Evítalas. Aléjate de ellas. Y si no puedes eliminarlas de tu vida, procura interactuar lo mínimo para que tus niveles de energía y tu estado de ánimo se mantengan lo más altos posible.

DA Y RECIBE ABRAZOS

En los malos momentos tendemos a aislarnos físicamente de los demás, nos encerramos en nosotros mismos tanto emocional como físicamente, pero el contacto físico nos reporta cercanía a todos los niveles y rebaja las hormonas del estrés. Por eso te recomiendo que abraces y te dejes abrazar.

Según algunos estudios científicos,[75, 76, 77] abrazar reduce el estrés, la ansiedad y la presión arterial; mejora el sistema inmune; rejuvenece el cuerpo; relaja la musculatura; nos ayuda a segregar más oxitocina, lo cual mejora la salud de nuestro corazón; disminuye el riesgo de padecer demencia senil porque nos estimula, nos da tranquilidad y equilibra nuestro sistema nervioso; mejora el estado de ánimo; genera confianza y seguridad; y eleva la autoestima. Además, cuando abrazamos nos sentimos queridos y especiales para la persona que nos abraza.

Cuando abraces, abraza de verdad. No sirve un abrazo corto y de compromiso. Un abrazo debe durar como mínimo seis segundos para que tenga un impacto químico en el cerebro y nos reporte los beneficios que hemos comentado anteriormente.

PON MÚSICA Y CANTA O BAILA

La música ha formado parte de la cultura humana desde el principio de los tiempos. Desde su uso ceremonial hasta el uso moderno para motivar, facilitar la concentración y mejorar el estado de ánimo, la música ha sido siempre un bálsamo para la mente humana. Ayuda a controlar la presión arterial, disminuir el estrés, tratar la depresión y dormir mejor. Y si a ello le sumamos los beneficios que bailar tiene para la salud —mejora el tono muscular, la confianza en uno mismo, la sensación de bienestar general y la salud de los huesos—, verás que es una buena forma de ganar calidad de vida.

No es necesario que te pongas música marchosa y bailes como si se fuera a terminar el mundo, a no ser que te apetezca hacerlo, claro está. Puedes poner una música tranquila y balancearte suavemente siguiendo el ritmo. Deja que tu cuerpo te guíe y mueve manos, brazos y piernas del modo que te pida. No se trata de bailar como un profesional. El baile es una forma de expresar y liberar emociones. Cuando lleves un rato bailando, si te apetece, tararea la canción y, si tu cuerpo te lo pide, cambia la canción y aumenta el ritmo adaptándolo a tus necesidades. De esta forma, sin darte cuenta, cantarás y bailarás a la vez beneficiándote de todo lo que la música te puede aportar.

PIDE A TUS AMIGOS QUE TE RECOMIENDEN BUENOS LIBROS

Desde el principio de los tiempos, el ser humano se ha entretenido e instruido contando historias. Actualmente el relato de historias se hace a través de obras de teatro, de ópera, películas de cine y series de televisión. Pero hay una forma de entretenimiento íntima, silenciosa, que no requiere cables ni wifi: un buen libro. Este nos transporta a otro mundo y otro momento. Y en sus páginas nuestra imaginación y el tiempo volarán transportándonos a escenarios muy distantes de nuestro día a día.

A cada persona le gusta un tipo de libro distinto: a algunos les gustará la novela histórica; a otros, el ensayo; a otros, la novela romántica o los *thrillers*, etc., pero normalmente acostumbramos a tener gustos comunes en cuanto a lectura con algunos de nuestros amigos, y es a estos a quienes podemos pedir que nos recomienden e incluso nos presten un buen libro para desconectar.

MIRA PELÍCULAS O VÍDEOS CÓMICOS

Reír es sano. Según el psicólogo de la Universidad de Wisconsin-Madison (Estados Unidos) Robert McGrath, reír es bueno para la salud por varios motivos: por un lado, el humor reduce las hormonas del estrés y, por otro, una carcajada intensa aumenta el ritmo cardíaco, estimula el sistema inmune, potencia el estado de alerta y nos hace ejercitar los músculos, sin olvidar que al reírnos aumentan los niveles de endorfinas, el anestésico natural del cuerpo. Es más, incluso después de «echar unas risas» el organismo sigue notando sus efectos (hay un breve período en el que la presión sanguínea baja y el corazón se desacelera).

Al poco de que le diagnosticaran la enfermedad a mi madre puse en práctica este consejo. Dado que mi situación personal en ese momento no me permitía mirar películas, me aficioné a los monólogos de *El Club de la Comedia*, que son muy cortos; puedes verlos gratis en YouTube. También hay series cómicas que pueden ayudarte a reír, como *Friends*, *Fraiser*, *Cómo conocí a vuestra madre* o *Modern Family*.

LLORA

Sí, llorar también nos ayudará a sentirnos mejor. Nuestra sociedad tiende a pensar que llorar representa un signo de debilidad y que el hecho de expresar de esta forma nuestras emociones demuestra una personalidad inmadura, pero nada más lejos de la realidad: al llorar, nuestro cerebro segrega hormonas que tienen un papel calmante natural, lo que nos ayuda a que el dolor no sea tan fuerte; serían como anestesias naturales que nos tranquilizan y relajan, algo muy necesario cuando sentimos angustia o un dolor profundo. Además, las lágrimas tienen efectos terapéuticos para nuestro cuerpo, ya que previenen la deshidratación de las membranas de las mucosas de los ojos, ayudan a eliminar toxinas, disminuyen el estrés y mejoran nuestro estado de ánimo. Así pues, siempre que tengas ganas de llorar, llora. Tragarse las lágrimas solo lleva a acumular angustia y sufrimiento, lo cual se puede convertir en un estallido de rabia en el momento menos pensado.

CÓMO ACOMPAÑAR A UN SER QUERIDO EN SUS ÚLTIMOS DÍAS

Me gustaría que no tuvieras que leer nunca este epílogo, pero si el cáncer ha ido avanzando y ves que se acerca el final, aquí encontrarás unas pautas para acompañar a tu ser querido hasta ese momento.

HABLA CON EL ENFERMO Y DESPÍDETE

Aceptar que nuestro ser querido está viviendo la etapa final de su vida es muy difícil. Vivimos en una sociedad que da la espalda a la muerte. Ya casi no se ven coches funerarios por la calle y cada vez que alguien fallece su muerte nos sorprende. Por lo general, nos aferramos a la vida, que para nosotros está compuesta no solo de cosas materiales sino también de las personas que queremos y con las que compartimos la vida, pero se nos olvida que, al fin y al cabo, morirse es como nacer pero al revés. Cuando hay un enfermo terminal en la familia, todos saben que el día de la muerte está cerca pero no cuándo va a suceder. Y, como un bebé que acaba de nacer, la persona que está a punto de partir necesita recibir todo el amor que podamos darle. De ahí que se haga indispensable que, cuando la muerte está cerca, demostremos nuestro amor al paciente con gestos, abrazándolo si es posible o cogiéndole la mano, hablando con él de posibles temas pendientes, como antiguas disputas o cosas que creemos que es importante que sepa y que le pueden aportar paz para fallecer de forma tranquila. No se trata de desvelar secretos de familia que puedan inquietar al paciente, sino de decirle todo aquello que pueda contribuir a su bienestar, como por ejemplo que ha sido un buen padre, un buen esposo, un buen amigo, etc.

Una buena forma de despedirse del paciente es llevando a cabo el *ho'oponopono*, una antigua tradición hawaiana dirigida a la resolución de problemas. También existen formas similares en Samoa, Tahití y Nueva Zelanda, y se practicaban no solo para sanar heridas emocionales cuando se acercaba el momento final de un familiar, sino también para resolver problemas en vida y que las relaciones familiares volvieran a ser fluidas.

El *ho'oponopono* consiste en decirle a la persona cuya muerte está cerca: «Lo siento», «perdóname», «gracias», «te amo».

«Lo siento si en algún momento hice algo que te enojó», «Lo siento si en algún momento hice algo que te hizo perder la confianza en mí», etc.; cada cual sabrá qué decir llegado el momento.

«Perdóname si alguna vez te ofendí» o «Perdóname por aquel día que pasó...» lo que fuera que pasó y que sientas que todavía está pendiente de ser disculpado.

«Gracias por ser mi padre» (o mi madre, mi hermano, mi hermana, etc.), «Gracias por enseñarme a montar en bicicleta», «Gracias por venir a recogerme en coche aquel día que llovía tanto»...; como en los otros casos, aquí cada cual sabrá qué agradecer a su persona querida.

«Te amo».

Es bueno que este ejercicio lo realicen todos los miembros de la familia que se vean con fuerza para ello, así como todos los amigos cercanos del paciente. Si alguno quiere despedirse pero no se ve capaz de hacer este ejercicio, también puede sentarse con él, recordarle momentos agradables que hayan vivido juntos y finalizar enumerando las virtudes que, de corazón, cree que el paciente tiene: «Has sido un buen padre», «Siempre has sido una persona muy ordenada y esto me ha hecho la vida más fácil» o cualquier cosa buena, colmada de amor, que salga del corazón. Seguramente lloraréis, los dos, pero, como hemos dicho antes, llorar es bueno.

DEDÍCALE TIEMPO

Tanto si está en casa como en el hospital, pasa todo el tiempo que puedas con esa persona querida, incluso si está inconsciente, pues os hará bien a ambos. Quizá te parezca raro hablarle si está inconsciente, pero te ayudará a despedirte de él. Si te apetece tomar su mano, hazlo. Si te nace darle un beso, hazlo. El contacto humano hará que se sienta más tranquilo.

Quizá sientas miedo, es normal; tu ser querido probablemente también esté asustado, pero estar rodeado de sus seres queridos le ayudará a estar mejor.

REZA O MEDITA

Si eres creyente, reza y pide a Dios que tu ser querido tenga un buen traspaso, que lo acoja en su seno y que amortigüe su sufrimiento. Si tu ser querido también es creyente podéis rezar juntos.

Si no eres creyente, meditar te ayudará a tener más paz. Puedes buscar meditaciones de agradecimiento o de paz interior en YouTube; también las hay para descansar mejor, si te cuesta conciliar el sueño (algo que sería totalmente normal). Asimismo, puedes meditar con tu ser querido, si no es creyente.

RESPETA SUS DESEOS

Si hay alguien a quien tu ser querido no quiere ver, debes respetarlo. No le obligues a recibir a ningún familiar o amigo que no quiera ver porque se pondría nervioso y esto haría que lo pasara mal. En caso de que esa persona insista mucho en ver al paciente, proponle que le escriba una carta o una nota y se la das a tu ser querido. Quizás una nota previa afectuosa haga que esté más abierto a recibirle. No obstante, si a pesar de la nota sigue negándose a ver a esa persona, respeta su deseo.

Espero que estos consejos os sean útiles y os ayuden a disminuir el estrés que acompaña a estos momentos que estáis viviendo.

MI EXPERIENCIA

A continuación, te cuento mi experiencia acompañando a mi madre en sus últimos días porque creo que te puede ser útil.

El 29 de julio, el día de su santo, ella empezó a irse. Estuvo tranquila todo el día. Desayunó, comió y a media tarde vino la enfermera a ayudarme a asearla y cambiarle las sábanas. En ese momento mi madre ya estaba totalmente incapacitada. No se podía mover sola, no hablaba y le teníamos que dar la comida.

Cuando la pusimos de lado para cambiarle las sábanas, vomitó un poquito, nada, una bocanada. Y al ponerla boca arriba vi cómo le caía una lágrima. No había llorado ni una sola vez en toda su enfermedad y entendí que ese llanto era de miedo.

La enfermera la limpió y se llevó las sábanas mientras yo, a su lado, estaba petrificada. Cuando la enfermera salió de la habitación, me senté al lado de mi madre y le hice el ho'oponopono. Le dije que sentía mucho que tuviera que terminar su vida así, con esa enfermedad tan incapacitante. Le pedí perdón por todo aquello que la pudiera haber ofendido y de lo que yo, quizá, no tenía conocimiento. También le pedí perdón por todo el sufrimiento que le había causado sin saberlo (yo en ese entonces ya era madre y sabía lo mucho que los hijos te pueden hacer sufrir sin darse cuenta). Le di las gracias por todo lo que me había enseñado, por todo lo que me había dado, por todo lo que había hecho por mí. Y le dije que la quería.

Salí de la habitación y me reuní con la enfermera para acordar a qué hora vendría al día siguiente. Cuando ella se fue volví a la habitación de mi madre y vi que se había dormido. Me acosté a su lado y la miré mientras respiraba hasta que se hizo de noche. Fui a la cocina y preparé algo de cena. Volví a la habitación y la llamé varias veces, pero no se despertó.

Me acosté pronto y, a la mañana siguiente, cuando entré en su habitación, vi que le había cambiado el rostro. Tenía los pómulos más marcados y la nariz parecía aguileña. La llamé, le di los buenos días, pero ella seguía profundamente dormida. En realidad estaba inconsciente, pero yo todavía no lo sabía. Era lunes y habíamos quedado con mis hermanas y Nuria, una amiga muy cercana de mi madre, que es muy espiritual y había estado al lado de sus padres, su marido y sus suegros en sus últimos días de vida. Cuando llegó Nuria, nos confirmó lo que nos temíamos: el cambio en sus facciones avisaba de que el final estaba cerca.

Hacia las diez de la mañana llegó la maestra de reiki que había tratado a mi madre hacía un par de semanas. No recuerdo por qué vino, pero el caso es que estaba allí. Nos dio pautas para acompañar a mi madre en sus últimos días, sobre cómo hacer que se sintiera mejor y nos guio para que pudiéramos despedirnos de ella.

Al mediodía llegaron dos doctoras del Servicio de Paliativos. De pie junto a la cama se miraban entre ellas, miraban a mi madre, se volvían a mirar y de nuevo a mi madre. Cuando llevaban varios minutos así, mi hermana les dijo: «Nosotras la vemos tranquila, ¿cómo la veis?». «Sí, sí, nosotras también la vemos tranquila, pero en cualquier momento empezará a quejarse y a gritar de dolor. Es lo que hacen los pacientes con tumores cerebrales». Le pusieron una palomita, que es como una vía intramuscular, y nos dejaron diez viales de morfina. Si se quejaba teníamos que ponerle uno. Eso debería ser suficiente. Nos dijeron que cuando le cambiáramos el pañal y viéramos que el pipí era de color marrón significaba que el hígado había fallado y que le quedaban 48 horas de vida como máximo. Al día siguiente, por la mañana, vimos que su pipí era de color marrón. Pensamos que el jueves nos dejaría, pero su partida finalmente fue el sábado por la mañana.

Estuvimos toda la semana acompañándola. No la dejamos sola ni un momento. Si no estaba yo con ella, lo estaba alguna de mis hermanas o las tres juntas. La visitaron su hermana, alguna amiga y su sobrina. Estuvimos haciendo meditación guiada alrededor de ella diciéndole que no tuviera miedo, que fuera hacia la luz y cosas que, francamente, si me llegan a decir que se las diría a un ser querido, me habría parecido imposible.

Fue una semana tan dura como bonita. Seguramente en ese momento fue más dura que bonita, pero ahora, con el paso del tiempo y la herida cerrada, le doy gracias por habernos dado todos esos días y permitirnos acompañarla, y la recuerdo como una semana con momentos bonitos. Por las noches su amiga Nuria dormía con ella. La cama era de 1,5 m de ancho y había sitio para las dos. Además, la maestra de reiki nos recomendó que no la dejáramos sola ni por la noche.

El viernes me ofrecí voluntaria para sustituir a Nuria. Cuando me acosté al lado de mi madre para dormir, no pude evitar que la cabeza se me llenara de pensamientos tristes. Pensaba en la muerte de mi padre, en cómo había sido la vida de mi madre desde que enviudó, en cómo había ido evolucionando su enfermedad... Mientras pensaba todo esto le tenía la mano tomada y, de repente, me di cuenta de que temblaba. Era prácticamente imposible, ya que mi madre, a causa del tumor cerebral, estaba totalmente inmovilizada. Pero su mano temblaba. Me puse a meditar y se calmó. Al cabo de un rato mi mente se llenó otra vez de pensamientos tristes. Iba saltando de pensamiento en pensamiento y todos eran tristes. Su mano empezó a temblar de nuevo y, al darme cuenta, me forcé a meditar. El temblor cesó. Me parecía raro que ella pudiera sentir mi tristeza y —aquí fui un poco mala— decidí comprobar si así era. Después de meditar unos minutos volví a pensar en su enfermedad y al cabo de poco su mano volvió a temblar. Me obligué a pensar en mis hijas (en ese momento tenían tres años y nueve meses), en las monerías que hacían, en mi marido, en los momentos que habíamos vivido juntos y me dormí.

Cuando me desperté el sábado por la mañana ella respiraba con dificultad. Tomaba aire (yo por dentro podía contar hasta cuatro), lo retenía (yo por dentro volvía a contar hasta cuatro) y lo soltaba (y yo por dentro volvía a contar hasta cuatro). Parecía una respiración yóguica. No había ningún estertor, ningún gemido, nada. Ella solo respiraba tomándose su tiempo, y a mí me parecía que le costaba trabajo hacerlo. Mi hermana entró en la habitación para verla y comentamos que se la veía cansada. Nuria también vino y la miró con amor. Nuria siempre mira con amor y lo llena todo de paz.

Mi hermana acompañó a Nuria a su casa a buscar ropa limpia y a dar de comer a sus gatos, que llevaban varios días solos. Me quedé con mi madre y estuve observando cómo respiraba. En un momento dado, no sé por qué, le di las gracias por haber llegado hasta allí y le dije que podía irse tranquila: mi cuñado había regresado la noche antes del extranjero y mi hermana mayor ya estaba acompañada. Le dije que no sufriera por nosotras, que cuidaríamos las unas de las otras y que podría vernos desde el más allá, que podría ir y venir, como ella sabía que había estado haciendo mi padre desde que murió hacía casi cuatro años.

Tomé su mano y le dije: «Mamá, sé que tienes miedo, pero vamos a hacer una cosa: yo tomo tu mano, tú alarga el brazo y dásela a papá, que te espera al otro lado». Tomó aire, lo retuvo, lo soltó y ya no volvió a respirar. Murió tranquila, murió en paz. Durante mucho tiempo la eché de menos, hasta que me di cuenta de que nunca se había ido porque siempre la llevo conmigo.

NOTAS

1. American Cancer Society. Diet and Physical Activity: What's the Cancer Connection? 9 de junio de 2020.

2. National Cancer Institute. The Genetics of Cancer. Hereditary Cancer Syndromes. 12 de octubre de 2017.

3. King MC, Marks JH, Mandell JB, New York Breast Cancer Study Group. Breast and ovarian cancer risks due to inherited mutations in BRCA1 and BRCA2. Science. 2003 Oct 24;302(5645):643-6.

4. Lichtenstein P, Holm NV, Verkasalo PK, Iliadou A, Kaprio J, Koskenvuo M, et al. Enviromental and heritable factors in the causation of cancer: analyses of cohorts of twins from Sweden, Denmark and Finland. New J Med. 2000 Jul 13;343(2):78-85.

5. Fenton TR, Huang T. Systematic review of the association between dietary acid load, alkaline water and cancer. BMJ Open. 2016;6(6):e010438.

6. Ros E. The PREDIMED study. Endocrinol Diabetes Nutr. 2017 Feb;64(2):63-6.

7. Goodreads. Entrevista a Michael Moss. 9 de diciembre de 2013. Disponible en: https://www.goodreads.com/interviews/show/914. Michael_Moss?ref=book-show

8. Grothey A, Voigt W, Schöber C, Müller T, Dempke W, Schmoll HJ. The role of insulin-like growth factor I and its receptor in cell growth, transformation, apoptosis, and chemoresistance in solid tumors. J Cancer Res Clin Oncol. 1999;125(3-4):166-73.

9. Fundación para la Diabetes Novo Nordisk. Tabla de raciones de hidrados de carbono. 1 de enero de 2013. Disponible en: https://www.fundaciondiabetes.org/sabercomer/tabla_de_raciones_de_hidratos_de_carbono

10. Organización Mundial de la Salud. Carcinogenicidad del consumo de carne roja y de la carne procesada. Octubre de 2015. Disponible en: https://www.who.int/features/qa/cancer-red-meat/es/

11. Boffetta P, Hashibe M. Alcohol and cancer. Lancet Oncol. 2006 Feb;7(2):149-56.

12. American Institute for Cancer Research. New Report Finds Whole Grains Lower Colorectal Cancer Risk, Processed Meat Increases Risk. Disponible en: http://www.aicr.org/press/press-releases/2017/new-report-whole-grains-link-to-lower-colorectal-cancer-risk-for-first-time.html

13. Temraz S, Nassar F, Nasr R, Charafeddine M, Mukherji D, Shamseddine A. Gut Microbiome: A Promising Biomarker for Immunotherapy in Colorectal Cancer. Int J Mol Sci. 2019 Aug 25;20(17):4155.

14. Stout NL, Baima J, Swisher AK, Winters-Stone KM, Welsh J. A Systematic Review of Exercise Systematic Reviews in the Cancer Literature (2005-2017). PM R. 2017 Sep;9(9S2):S347-S384.

15. Clinical Oncology Society of Australia. On exercise in cancer care. 2018.

16. Witlox L, Hiensch AE, Velthuis MJ, Steins Bisschop CN, Los M, Erdkamp FLG, et al. Four-year effects of exercise on fatigue and physical activity in patients with cancer. BMC Med. 2018 Jun 8;16(1):86.

17. Chida Y, Hamer M, Wardle J, Steptoe A. Do stress-related psychosocial factors contribute to cancer incidence and survival? Nat Clin Pract Oncol. 2008 Aug;5(8):466-75.

18. Duijts SFA, Zeegers MPA, Borne BVd. The association between stressful life events and breast cancer risk: A meta-analysis. Int J Cancer. 2003 Dec 20;107(6):1023-9.

19. Zhang MF, Wen YS, Liu WY, Peng LF, Wu XD, Liu QW. Effectiveness of Mindfulness-based Therapy for Reducing Anxiety and Depression in Patients With Cancer, a Meta-analysis. Medicine (Baltimore). 2015 Nov;94(45):e0897.

20. Köhler F, Martin ZS, Hertrampf RS, Gäbel C, Kessler J, Ditzen B, et al. Music Therapy in the Psychosocial Treatment of Adult Cancer Patients: A Systematic Review and Meta-Analysis. Front Psychol. 2020 Apr 16;11:651.

21. Lee JH. The Effects of Music on Pain: A Meta-Analysis. J Music Ther. Winter 2016;53(4):430-77.

22. Institute for Traditional, Complementary and Integrative Medicine. Europe: Integrative oncology in the EU. Disponible en: https://www.itcim.org/evrope-integrative-oncology-in-the-eu

23. Li LX, Tian G, He J. The standardization of acupuncture treatment for radiation-induced xerostomia: A literature review. Chin J Integr Med. 2016 Jul;22(7):549-54.

24. Zhang Y, Lin L, Li H, Hu Y, Tian L. Effects of acupuncture on cancer-related fatigue: a meta-analysis. Support Care Cancer. 2018 Feb;26(2):415-25.

25. He Y, Liu Y, May BH, Zhang AL, Zhang H, Lu C, et al. Effectiveness of acupuncture for cancer pain: protocol for an umbrella review and meta-analyses of controlled trials. BMJ Open. 2017 Dec 10;7(12):e018494.

26. Wu X, Chung VC, Hui EP, Ziea ET, Ng BF, Ho RS, et al. Effectiveness of acupuncture and related therapies for palliative care of cancer: overview of systematic reviews. Sci Rep. 2015 Nov 26;5:16776.

27. Mehta R, Sharma K, Potters L, Wernicke AG, Parashar B. Evidence for the Role of Mindfulness in Cancer: Benefits and Techniques. Cureus. 2019 May 9;11(5):e4629.

28. Ngamkham S, Holden JE, Smith EL. A Systematic Review: Mindfulness Intervention for Cancer-Related Pain. Asia Pac J Oncol Nurs. Apr-Jun 2019;6(2):161-9.

29. American Cancer Society. Take a moment with meditation. 2 de junio de 2020.

30. Cramer H, Lauche R, Klose P, Lange S, Langhorst J, Dobos GJ. Yoga for improving health-related quality of life, mental health and cancer-related symptoms in women diagnosed with breast cancer. Cochrane Database Syst Rev. 2017 Jan 3;1(1):CD010802.

31. American Cancer Society. Dígale sí al yoga. 2 de octubre de 2019.

32. Taylor-Piliae RE. Tai Chi as an adjunct to cardiac rehabilitation exercise training. J Cardiopulm Rehabil. 2003;23(2):90-6.

33. Sumec R, Filip P, Sheardova K, Bares M. Psychological Benefits of Nonpharmacological Methods Aimed for Improving Balance in Parkinson's Disease: A Systematic Review. Behav Neurol. 2015;2015:620674.

34. Wang C, Schmid CH, Iversen MD, Harvey WF, Fielding RA, Driban JB, et al. Comparative Effectiveness of Tai Chi Versus Physical Therapy for Knee Osteoarthritis: A Randomized Trial. Ann Intern Med. 2016 Jul 19;165(2):77-86.

35. Zeng Y, Luo T, Xie H, Huang M, Cheng AS. Health benefits of qigong or tai chi for cancer patients: a systematic review and meta-analyses. Complement Ther Med. 2014;22(1):173-86.

36. Argilés JM, Busquets S, López-Soriano FJ, Figueras M. Pathophysiology of neoplasic cachexia. Nutr Hosp. 2006 May;21 Suppl 3:4-9.

37. Bell IR, Sarter B, Koithan M, Banerji P, Banerji P, Jain S, et al. Integrative nanomedicine: treating cancer with nanoscale natural products. Glob Adv Health Med. 2014 Jan;3(1):36-53.

38. Samuels N, Freed Y, Weitzen R, Ben-David M, Maimon Y, Eliyahu U, et al. Feasibility of Homeopathic Treatment for Symptom Reduction in an Integrative Oncology Service. Integr Cancer Ther. 2018 Jun;17(2):486-92.

39. Thaler K, Kaminski A, Chapman A, Langley T, Gartlehner G. Bach Flower Remedies for psychological problems and pain: a systematic review. BMC Complement Altern Med. 2009 May 26;9:16.

40. International Federation of Aromatherapists. History of Aromatherapy.

41. Barton Frank M, Yang Q, Osban J, Azzarello JT, Saban MR, Saban R, et al. Frankincense oil derived from Boswellia carteri induces tumor cell specific cytotoxicity. BMC Complement Altern Med. 2009 Mar 18;9:6.

42. Suhail MM, Wu W, Cao A, Mondalek FG, Fung KM, Fang YT, et al. Boswellia sacra essential oil induces tumor cellspecific apoptosis and suppresses tumor aggressiveness in cultured human breast cancer cells. BMC Complement Altern Med. 2011 Dec 15;11:129.

43. AbuKhader MM. Thymoquinone in the clinical treatment of cancer: Fact or fiction? Pharmacogn Rev. 2013 Jul;7(14):117-20.

44. Afoulous S, Ferhout H, Raoelison EG, Valentin A, Moukarzel B, Couderc F, et al. Chemical composition and anticancer, antiinflammatory, antioxidant and antimalarial activities of leaves essential oil of Cedrelopsis grevei. Food Chem Toxicol. 2013 Jun;56:352-62.

45. Koca T. Antimicrobial activities of essential oils on microorganisms isolated from radiation dermatitis. ResearchGate. Mayo de 2019.

46. Tayarani-Najaran Z, Talasaz-Firoozi E, Nasiri R, Jalali N, Hassanzadeh MK. Antiemetic activity of volatile oil from Mentha spicata and Mentha × piperita in chemotherapy-induced nausea and vomiting. Ecancermedicalscience. 2013;7:290.

47. Jordan K, Jahn F, Aapro M. Recent developments in the prevention of chemotherapy-induced nausea and vomiting (CINV): a comprehensive review. Ann Oncol. 2015 Jun;26(6):1081-90.

48. Hammer KA, Dry L, Johnson M, Michalak EM, Carson CF, Riley TV. Susceptibility of oral bacteria to Melaleuca alternifolia (tea tree) oil in vitro. Oral Microbiol Immunol. 2003 Dec;18(6):389-92.

49. Peterfalvi A, Miko E, Nagy T, Reger B, Simon D, Miseta A, et al. Much More Than a Pleasant Scent: A Review on Essential Oils Supporting the Immune System. Molecules. 2019 Dec 11;24(24):4530.

50. Información facilitada por Maite Castro Albizua, farmacéutica especializada en aromaterapia científica.

51. Información facilitada por Maite Castro Albizua, farmacéutica especializada en aromaterapia científica.

52. Información facilitada por Maite Castro Albizua, farmacéutica especializada en aromaterapia científica.

53. Información facilitada por Maite Castro Albizua, farmacéutica especializada en aromaterapia científica.

54. Luongo M, Brigida AL, Mascolo L, Gaudino G. Possible Therapeutic Effects of Ozone Mixture on Hypoxia in Tumor Development. Anticancer Res. 2017 Feb;37(2):425-35.

55. Dogan R, Hafız AM, Kiziltan HS, Yenigun A, Buyukpinarbaslili N, Eris AH, et al. Effectiveness of radiotherapy+ozone on tumoral tissue and survival in tongue cancer rat model. Auris Nasus Larynx. 2018 Feb;45(1):128-34.

56. Szurpnicka A, Kowalczuk A, Szterk A. Biological activity of mistletoe: in vitro and in vivo studies and mechanisms of action. Arch Pharm Res. 2020 Jun;43(6):593-629.

57. AB Clínica. La fitoterapia en el tratamiento del cáncer: Extractos de Muérdago, Viscum album.

58. Kleckner AS, Kleckner IR, Kamen CS, Tejani MA, Janelsins MC, Morrow GR, et al. Opportunities for cannabis in supportive care in cancer. Ther Adv Med Oncol. 2019 Aug 1;11:1758835919866362.

59. Kidd BL, Urban LA. Mechanisms of inflammatory pain. Br J Anaesth. 2001 Jul;87(1):3-11.

60. Zamora JD. Antioxidantes, micronutrientes en lucha por la salud. Rev Chil Nutr. 2007 March;34(1).

61. Conzatti A, Carolina Telles da Silva Fróes F, Schweigert Perry ID, Carolina Guerini de Souza C. Clinical and molecular evidence of the consumption of broccoli, glucoraphanin and sulforaphane in humans. Nutr Hosp. 2014 Nov 30;31(2):559-69.

62. Pattison DJ, Silman AJ, Goodson NJ, Lunt M, Bunn D, Luben R, et al. Vitamin C and the risk of developing inflammatory polyar-

thritis: prospective nested case-control study. Ann Rheum Dis. 2004 Jul;63(7):843-7.

63. Gelber AC, Solomon DH. If life serves up a bowl of cherries, and gout attacks are «the pits»: Implications for therapy. Arthritis Rheum. 2012 Dec;64(12):3827-30.

64. Lee J, Yang W, Hostetler A, Schultz N, Suckow MA, Stewart KL, et al. Characterization of the anti-inflammatory Lactobacillus reuteri BM36301 and its probiotic benefits on aged mice. BMC Microbiol. 2016 Apr 19;16:69.

65. Cai W, Calder PC, Cury-Boaventura MF, De Waele E, Jakubowski J, Zaloga G. Biological and Clinical Aspects of an Olive Oil-Based Lipid Emulsion–A Review. Nutrients. 2018 Jun 15;10(6):776.

66. Science Daily. Penn State News. Walnuts, walnut oil improve reaction to stress. 4 de octubre de 2010.

67. Mayorga-Gross AL, Esquivel P. Impact of Cocoa Products Intake on Plasma and Urine Metabolites: A Review of Targeted and Non-Targeted Studies in Humans. Nutrients. 2019 May 24;11(5):1163.

68. Clinton CM, O'Brien S, Law J, Renier CM, Wendt MR. Whole-foods, plant-based diet alleviates the symptoms of osteoarthritis. Arthritis. 2015;2015:708152.

69. Prasanth MI, Sivamaruthi BS, Chaiyasut C, Tencomnao T. A Review of the Role of Green Tea (Camellia sinensis) in Antiphotoaging, Stress Resistance, Neuroprotection, and Autophagy. Nutrients. 2019 Feb 23;11(2):474.

70. Liu W, Sun Y, Cheng Z, Guo Y, Liu P, Wen Y. Crocin exerts anti-inflammatory and anti-arthritic effects on type II collagen-induced arthritis in rats. Pharm Biol. 2018 Dec;56(1):209-16.

71. Neyrinck AM, Alligier M, Memvanga PB, Névraumont E, Larondelle Y, Préat V, et al. Curcuma longa Extract Associated with White Pepper Lessens High Fat Diet-Induced Inflammation in Subcutaneous Adipose Tissue. PLoS One. 2013 Nov 19;8(11):e81252.

72. Anh NH, Kim SJ, Long NP, Min JE, Yoon YC, Lee EG, et al. Ginger on Human Health: A Comprehensive Systematic Review of 109 Randomized Controlled Trials. Nutrients. 2020 Jan 6;12(1):157.

73. Reiter RJ, Rosales-Corral SA, Tan DX, Acuna-Castroviejo D, Qin L, Yang SF, et al. Melatonin, a Full Service Anti-Cancer Agent: Inhibition of Initiation, Progression and Metastasis. Int J Mol Sci. 2017 Apr 17;18(4):843.

74. Stefanowicz-Hajduk J, Asztemborska M, Krauze-Baranowska M, Godlewska S, Gucwa M, Moniuszko-Szajwaj B, et al. Identification of Flavonoids and Bufadienolides and Cytotoxic Effects of Kalanchoe daigremontiana Extracts on Human Cancer Cell Lines. Planta Med. 2020 Mar;86(4):239-46.

75. Inagaki TK, Eisenberger NI. Neural correlates of giving support to a loved one. Psychosom Med. 2012 Jan;74(1):3-7.

76. Cohen S, Janicki-Deverts D, Turner RB, Doyle WJ. Does Hugging Provide Stress-Buffering Social Support? A Study of Susceptibility to Upper Respiratory Infection and Illness. Psychol Sci. 2015 Feb;26(2):135-47.

77. Grewen KM, Anderson BJ, Girdler SS, Light KC. Warm partner contact is related to lower cardiovascular reactivity. Behav Med. Fall 2003;29(3):123-30.